U0115606

近代名医著作丛书·河南卷

毛德西　主编

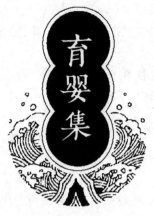

育婴集

[清] 田净意　著

张海杰　王志刚　整理

中原农民出版社

·郑州·

图书在版编目(CIP)数据

育婴集/(清)田净意著;张海杰,王志刚整理.—郑州:
中原农民出版社,2022.2
(近代名医著作丛书.河南卷)
ISBN 978 - 7 - 5542 - 2517 - 2

Ⅰ.①育… Ⅱ.①田… ②张… ③王… Ⅲ.①中医儿科学-
中医临床-经验-中国-清代 Ⅳ.①R272

中国版本图书馆 CIP 数据核字(2022)第 011042 号

育婴集
YU YING JI

出 版 人： 刘宏伟
责任编辑： 柴延红
责任校对： 李秋娟
责任印制： 孙 瑞
装帧设计： 王莉娟

出版发行：中原农民出版社
　　　　　地址:郑州市郑东新区祥盛街 27 号 7 层　　　邮编:450016
　　　　　电话:0371 - 65788199(营销部)
经　　销:全国新华书店
印　　刷:河南省邮发印刷有限责任公司
开　　本:710mm×1010mm　1/16
印　　张:19.5
字　　数:265 千字
版　　次:2022 年 3 月第 1 版
印　　次:2022 年 3 月第 1 次印刷
定　　价:69.00 元

如发现印装质量问题,影响阅读,请与印刷公司联系调换

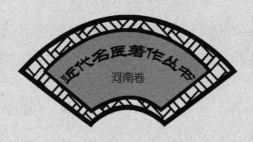

近代名医著作丛书
河南卷

《近代名医著作丛书·河南卷》

序

—※—

河南地处中原,位于黄河流域,是中华灿烂文明的发祥地之一。在这片土地上,悠久的历史及丰厚的文化底蕴,造就了各行各业一代又一代的名士豪杰,医学领域也是如此。不断涌现的大医名家,为中华民族的繁衍昌盛及中国医学的发展做出了卓越贡献。

自鸦片战争以来,富饶的中华大地多次遭受帝国主义列强的凌辱和掠夺,加上多次不可抗拒的自然灾害,中国人民前进的步履变得缓慢而艰难。在这种苦涩难熬的日子里,承担着华夏民族繁衍的中医学,发展的步伐也变得蹒跚无力。但是那些生活在百姓之中最基层的"郎中",一刻也未停止过恪尽自己的天职与责任。他们在为百姓把脉看病的同时,亦未中断笔耕,为中医学的继承与发扬留下了珍贵的篇章。

为了保护这些珍贵的篇章,我们组织了一批中医学专家,整理了这套《近代名医著作丛书·河南卷》。首批整理9部,这9部中,有木印本,有石印本,有刻印本,其中《瘟疫安怀集》是许多读者未曾见过的木印本(原木刻版已毁于"文革"时期)。这9部书涉及内容有名家医案、医论、经验杂谈等,具有较高的实用价值。

此套丛书的整理，是对原书有条理地进行梳理和分析。整理后的行文采用简化字和现代标点编排，每本书前都有整理说明。书中的"注释"与"评语"，力求言简意赅，翔实准确，公允透彻，避免烦琐的考证。

"文章千古事，得失寸心知。"校注整理中可能有未尽原义之处，诚恳同道与广大读者批评指正，以便我们及时纠正。

毛德西

2020 年冬于河南省中医院至简斋

整理说明

—※—

　　《育婴集》作者田净意，名鸾，生卒年月不详，大概生活在清道光年间，隐居于河南巩义海上桥村，其书斋名锦绣斋，传说他精通阴阳五行，又善治病，能写诗作文，更精于写八股文，善书行草，颇具名家风范。他过着隐居生活，不问世事，悬壶治病，有求必应，屡救世人，起死回生，尤以治疗小儿病及瘟疫诸症药到病除，所以人们称他为"田仙"。著有《瘟疫安怀集》《育婴集》和一部时文《鹿鸣集》(已佚)。其中两部医书对后世医家影响很大，有很高的实用价值。

　　据《史话巩义》(中州古籍出版社，2012 年 4 月第 2 版)记述，《育婴集》一书成书于道光十七年(1837 年)，又据卢中和等人整理版序记载成书于道光丙午(1846 年)夏，两书记载略有偏差，但均说明《育婴集》这本书距今已近二百年。该书曾被巩义名仕以木刻版刊行，原木刻版在"文化大革命"中被焚，今要见到此木刻版的书已是极其不易的事，所幸翟书庆先生将《育婴集》锦绣斋木刻版一套(三本)公诸于众，始见原貌，然年代久远，其中有些字迹模糊不清、部分内容残缺不全，后经毛德西教授询问其家乡弟子，又见到由巩义卢中和、王惠珍、卢珊、张玉仟点校的《育婴集》(未公开出版)，这为整理《育婴集》的工作增添了更可靠的参考资料，在此对所有提供帮助者，表示衷心的感谢！

　　无论是翟书庆先生提供的《育婴集》锦绣斋木刻版，还是卢中和等人点校的《育婴集》，均存在内容缺失、字迹不清等现象，在整理过程中曾一度考虑是否暂缓对此书的整理，但考虑到对中医古籍的保护和发掘抢救，使中医珍籍得以传承，我们坚定地着手整理了这部儿科古籍。锦绣斋木刻版较卢中和等人点校版缺少了四篇序，此次整理将此四篇序补充到书中。

此书在刘时觉编著的《中国医籍续考》中曾提及，言"《育婴集》一卷，未见。净意子撰，曹德泽、王云锦合编"。后又云，时觉按：有咸丰八年刻本藏河南省图书馆，经查未见。说明此书在当地虽有流传，但未经官方出版。这里说的"净意"就是田净意，曹德泽、王云锦二人，是其弟子并负责编辑的人。

全书分十二卷：卷一论业医三要禁忌、五运六气、脏腑经络、用药法象、活幼心诚歌、察面部形色歌；卷二论五脏主病脉歌、虎口三关部位脉纹形色歌、初生调护之法、初生护养之法、脐风、寒证、热证、伤风、咳嗽、伤寒的治法方药；卷三论变蒸、急惊风、慢惊风、胎惊、天瘹、吐泻、疟疾、痢疾、疳积的治法方药以及急惊风、慢惊风、吐泻、疟疾、痢疾危证；卷四论伤食、脾胃病、肿胀、瘟疫、斑疹痧子、中暑、黄疸、癖疾、癫痫、疝气的治法方药以及疳积、伤寒斑疹危证；卷五论淋证、头痛、腹痛、失血、痰喘、鹤膝、目疾、耳病、鼻疮、口疮、咽喉病的治法方药；卷六论痘疹总论、痘疹病因、痘疹治则治法、痘疹辨证、表里虚实寒热辨证治疗、顺证逆证及头面部位吉凶图、头面部位吉凶歌、生死总要歌、验形察色；卷七论痘疹发于不同部位图示；卷八论痘疹发于不同部位图示；卷九论痘疹兼证、危证、愈后、辨证、用药禁忌、常用汤散歌；卷十论痘疹常用方剂及辨证用药；卷十一论用药生熟各宜论、辟药室误人、治病合用药性总论、常用药物性味主治；卷十二论常用药物性味主治。

此次整理说明如下：

一、此次整理以《育婴集》锦绣斋木刻版为底本，并参照卢中和等人点校版，以恢复木刻版全部原文为原则，保持其文字原貌。

二、原书为文字竖排版，今改为横排版。

三、原书的繁体字，已公开有简体字的改为简体字。

四、原书"育婴集序"(南极老人、田净意)两篇均系狂草所书,现依原样扫描列前,扫二维码即见,供行家辨识。

五、卢中和等人点校版补充四篇序(张杞、王书芳、王熙淳、王廷传),放在锦绣斋木刻版诸序之后。

六、书中药方后,凡"右为细末"的,今将"右"字均改为"上"字。原书药物分量的计量单位如斤、两、钱、分等,不作更改。

七、原书中明显的错字、掉字,径改、径补予以注明。对于异体字、通假字,径改为现在常用字。若有掉字无法识别,以□表示。

八、对全书的文字、标点符号作进一步的修正。

九、对书中的疑难字词及有关内容,以"注释"形式进行解释。

十、有些药物古医籍中有记载,但有迷信或不科学之处,现临床已不再使用,请注意鉴别。

整理者

2020 年 6 月于郑州

目录

育婴集

目录

育婴集

目录

育婴集

育婴集

育婴集

药

目录

11

育婴集

育婴集

目录

育婴集

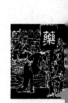

目录

育嬰集

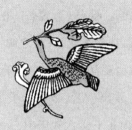

凡例

—※—

凡医家治男妇易，治小儿难，所以，丹溪云："宁治十男妇，不治一婴儿。"盖言幼科之难也。唯兹《育婴》一书，集百家之精华，汇诸书之奥旨，真千古之秘义，功参大化，一时之鸿宝福庇稺①子也。

夫人阴阳一理，故诸疾病每与运气相符，至于婴儿，离先天不远，神气未固，感触尤易。故出痘者，必多于子午卯酉年，而病证多应于天符②岁置所属，是以内集五运六气于中，幸勿迁视。

是书活幼心诚歌，自胎中至初生以及长成，俱曲论③殆尽，庶④使百凡疑难皆可考证，临症不致束手。

小儿杂症虽繁，惊、疳、吐、泻为尤重，故于六气诸论及惊、疳、吐、泻等门，无不条分缕析，令人一见了然，使后之学者，开卷极易于寻方，病者得医无难于对症矣。

看幼科诸书，仅讲先天，即所论吐、泻、惊、疳等症，理浅言略，况孩子每多因后天致病，可不推详以究其源耶？

治小儿疾病较之男妇其难尤甚，但小儿易怒伤肝，恣食伤脾，故书治小儿之法，犹浣衣去垢者居多，以其所犯多属本症也。

是书按门分类，每类联成歌括，令学者易于诵读，故凡诚心幼科者，必先即行细究幼科诸书，则遇疑难症候一望了然。

痘疹方论最杂，其中杂症更属天渊，如吐泻之见于初起，见于贯脓,利害炯别,逐一分门,不敢混列。

痘疹集法,各依次序,前后痘门概论乃论其痘原、痘释及虚实顺逆、荣卫部位及异痘诸名,著有图样。

系痘中总论、痘中要症皆著赋,内及首尾,诸杂症条分缕析,不可类推。

凡发热见点起胀贯浆,收靥⑤结痂,三朝顺险逆碎锦,俱可前后参看。

凡看痘之法用心的验,乃历形色、痘势、饮食、声音及周身气血之吉凶。

凡发热见点起胀贯浆,收靥结痂,与上各门所加杂症,不能备载者,当于总论同看。

凡余毒及妇人痘疮诸论,各依各门。

斑疹门诸论夹症、传症、顺险逆碎锦论治歌括,内附水痘与斑。

凡痘疹门,汇集先哲诸方,以备参用。

凡病家请看,当以病势之缓急为赴诊之后先,病势急者先赴诊之,病势缓者后赴诊之,勿以富贵贫贱,而诊视便有先后之分,用药复存上下之别,此心一有不诚,难图感格⑥功效。

凡学医必须参透儒理,儒理一通,学医至易。稍有余闲,便将今古名医诸书,手不释卷,一一阐明,融化机变,得之于心,会之于目,自然应之于手,而无差谬矣。

凡医者,当时以利物为念,不可任意行乐登山,携酒游玩,片时离寓,倘有暴病求援,宁无负彼倒悬望救之思,误人性命垂危之惨,要知所司何事,谚云:"闲戏无益,唯勤有功。"

凡置备药材,必须重价选买上品,谨察雷公之法,按时处制收藏,有应依方修合者,有宜因病随时加减者,立方细仿古哲至意,勿可杜撰撮合试人。汤散宜近备，丸丹宜预制，庶可随病利济，无致临用缩手。

凡遇同道之士，切须谦和谨慎，不可轻侮慢人，年尊者恭敬之，有学者师事之，骄傲者逊让之，不及者荐拔之，如此存心，德厚可载福矣。

凡诊视贫窘之家及孤寡茕独⑦者，尤宜格外加意。盖富贵者，不愁无人调治，贫贱者，无力延请名师，何妨我施一刻之诚心，他便得一生之活命。至于孝嗣贤妇、因贫致病者，付药之外，量力周给，盖有药而无饮食，同归于死，务必生全，方为仁术。至于流荡贫病者，不必怜惜。

【注释】

①穉(zhì)：同"稚"，小儿。

②天符：运气术语。指通主一年的中运之气与司天之气相符合的年份。

③曲论：歪曲事实地议论、狡辩。本文中是指作者谦虚的说法。

④庶(shù)：但愿。

⑤收靥(yè)：靥，原指脸上的酒窝，这里指痘毒透尽将愈，疮面收靥。

⑥感格：谓感于此而达于彼。

⑦孤寡茕(qióng)独：茕，孤独。此处泛指没有劳动力而又没有亲属供养的人。

育婴集

4

序

（王语太）

—※—

予自束发受书以来，即知先生之行谊^①，遨游印洛间论文论医，诱后进而渡宝筏^②也，亦匪伊日矣。年未弱冠^③即习武，晋心弓马，于此道殊疏。迨丙午小儿绍曾受业于先生，所以造就之者，不能明其微，而经诸侄辈言之，亦尽闻其妙，艳如名而心折其实也，何日忘之乎？后因习医，读先生《安怀集》^④大旨，衷又可《温疫论》，而其阐注，洗发^⑤处实诚，□人未尽之，秘遵而行之，无不立效。余父子之受陶成^⑥也，抑何深欤。玄岁冬，诸侄辈又以先生之《育婴集》《药性》两书付剞劂^⑦，见其论详尽，脉络分明，言简而赅，方奇而法，因不禁喟然曰：先生论医，东周以昭，利济一方之福也。此书一出，编注传海内，天下之福也，予又何以测其高深哉！亦唯想其辅相裁成，其遨游于光天化日之下而已矣！因并每语于简端，以志向往。

咸丰八年^⑧岁次^⑨戊午^⑩清和月^⑪后学王语太谨

【注释】

①行谊：品行，道义。

②宝筏：佛教语。比喻引导众生渡过苦海到达彼岸的佛法。

③弱冠：冠，指代成年。古代男子二十岁行冠礼，表示已经成人，因为还

没达到壮年,所以叫作弱冠,后来泛指男子二十岁左右的年纪。

④《安怀集》:即田净意所著《瘟疫安怀集》。

⑤洗发:辩解。

⑥陶成:陶冶使成就。

⑦剞(jī)劂(jué):雕版,刻印。

⑧咸丰八年:1858年。

⑨岁次:也叫年次。

⑩戊午:指咸丰八年,即1858年。

⑪清和月:指农历四月。

序

（曹德泽）

—※—

夫医之为道，理与法而已，非理无以立论，非法无以立方。有方无论何以识病，有论无方何以模仿。海内医书汗牛充栋，然无病之家非所急也。唯幼科痘症自中外以及率土①小民，皆不能免，险症最多，无不恐惧之至而望救之，殷倘有良方，必为家喻户晓。余凡见天花盛行之时及一切杂症，辄②与立方，莫不应受而愈，非一旦矣。

道光丙午③夏曾著《育婴集》等，专治小儿杂症、痘疹，屡收奇效，委系天下儿孙之福。每见患夫愚妇，其子出痘，误听庸医，不知培补气血，肆用寒凉克削，因而毙命，心专伤之。此书斟酌万全，言简而赅，无法不备，不特痘科当奉为圭臬④，而济世之阴功莫大于是。兹抱孩提，气血未充，语言难达，脱非于虚、实、寒、热四字辨之真，认之确，不为庸医所误者鲜矣！此书著成，十有余年，未得刊刻行世。兹有王子重三氏在生，早已捐俸付梓，以行海内，今可幸者，又有王子子皮氏亟请付之梓，人以同公好殆，与昔年所刻《安怀集》并传海内，专是为序。

咸丰七年⑤岁次丁巳梅月⑥上浣⑦净意子书于锦绣斋中
洛门⑧弟子曹德泽敬录

【注释】

①率土:指境域之内。

②辄(zhé):总是,就。

③道光丙午:乃道光二十六年,即1846年。

④圭(guī)臬(niè):指土圭和水臬。古代测日影和测量土地的仪器。引申为某种事物的标尺、准则和法度,可以据此作出决定或判断的根据。

⑤咸丰七年:1857年。

⑥梅月:指农历四月。亦泛指梅雨季节。

⑦上浣:是指上旬的意思,也作"上澣"。

⑧洛门:地名,今甘肃省武山县洛门镇。

育婴集

序

（王元章）

—※—

昔先王之制六经，凡以为民也，有诗书礼乐以正其德，复有刑政以防其淫，其间不顺于轨①者，虽杀之而罔②或惜焉，然其要则归于生之而已。至若大厉③为灾、疾痛愁苦，坐视其转死而莫之救，而礼乐刑政之用于是乎！或穷，是以上古圣人作为医术调剂群生，使物不疵疠④，民不夭扎，举世之所恃赖⑤，日用之所必需，其功用直与礼乐刑政相为表里，顾安得以为方伎之书，而忽之专夫阴阳之合开，五行之胜复⑥，可以验证治之得失，补造化之不齐，非深于性命之旨，此其孰能与于是乎？况吾师自设教以来，习圣人之业，最喜于读书人交，日日考课⑦文章，其素志也；又悉气运，审时令，疗一切杂症，莫不擅长，屡试辄效，求方者不计其数，每乐为之。卒不厌丙午夏曾著《育婴集》一书，然是书也悬绝⑧天壤，流布民间，万人食其福泽，举世养其和平，此亦作之能之辅相参赞，一片婆心⑨也。且编次详明，删繁就约，词意畅达，务使阳春遍布，杏苑流芳，救痌瘝⑩于无极，起沉疴若反掌，幸仁人群，存心则寿世之功无添尔。

嵩坡弟子王元章子皮氏谨识

【注释】

①轨:原意指车子两轮之间的距离,后引申为车辙,又指一定的路线和规则。

②罔:无,没有。

③大厉:大恶,大祸害。

④疵疠:亦作"疵厉"。灾害、疫病,灾变。

⑤恃赖:依赖,凭借。

⑥胜复:指五运六气在一年之中的相胜相制、先胜后复的相互关系。

⑦考课:也称考绩、考核、考查,是对在职官吏的官箴政绩和功过的考核。

⑧悬绝:相差极远。

⑨婆心:慈悲善良的心地。

⑩痌(tōng)瘝(guān):痌,痛苦、恐惧、创伤、溃烂。瘝,疾病、疾苦。

育婴集

序

（卢云瑞）

—※—

　　今夫育养小儿难事也，而疗治小儿之病症则尤难，何则？心生而蒙，脉气未充，弋[①]有吐痢、惊风、痘疹、疮疡诸症，小儿呱呱而泣，即自己且不知其所由获，故医家非别具双眼，胸有成竹，往往临症张皇[②]，见其表而不能见其里，误投药饵受害。因之学医废人，不诚然乎哉！且夫医书亦众矣，玉版灵枢而外，汗牛充栋，比比皆是，而于小儿之症，非略焉而不讲，或语焉而不详，推其意，岂非以小儿之治较男妇，然尤难哉？

　　今读我净意田老夫子手著《育婴》弋集，其著方立论，言简意赅，义正理醇，脏腑经络，寒热虚实，无不洞澈本原，然后叹此道之广大无穷，而保赤[③]之自有其也，谓非杏林中独树一帜哉！于是为序。

咸丰八年岁次戊午清和月中浣[④]之吉
雒南[⑤]弟子金樵卢云瑞辑五氏薰沐谨书于锦绣斋

【注释】

　　①弋（yī）：同"一"。

　　②皇（huáng）：同"惶"，恐慌害怕。

　　③保赤：养育、保护幼儿。

④中浣：原指古时官吏每月中旬的休沐日。后泛指每月中旬。亦作"中澣""中盥"。

⑤锥南：现陕西省洛南县。

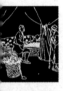

序

（南极老人）

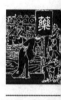

扫码看序文

序

（田净意）

育婴集

扫码看序文

14

序

（张杞）

—※—

惜①神农氏尝百草，作《内经》②而医道著，后世习其业者代有明人。或因病以立论，或审症以著方，作述相继，而医书之多汗牛充栋矣。然求其以育婴专门名家，殊不多见，盖医科难，医幼之科为尤难也。净意田老夫子降鸾于巩有年，觉世醒迷，兼精医学，四方之抱沉疴来请谒者，一施药饵，无不应手而愈，卓哉！夫子不滞于有，而亦不论于无，间于更深夜静，月白风清之候，作文赋诗，以授生徒，复出其余蕴，著为《育婴集》一编。发诸名医之所未发，传诸名医之所未传，询济世宝筏也。是集脱稿于丙午夏，即欲付剞劂，以公诸于世，因荒歉兵焚不果，戊午春二三同志各出囊金以勷③厥事，而是书乃告成焉。夫子著有《安怀集》梓行④已久，医家群举为圭臬。兹集一出，则幼有所长，庶夫子仁育万物之念为之一慰也哉！谨序。

咸丰八年戊午榴月⑤上浣弟子张杞及楠氏顿首拜敬识

【注释】

①惜：应作"昔"。从前。

②《内经》：即《黄帝内经》，包括《素问》和《灵枢》两部分，成书年代有争议，现代史学家认为，本书并非一人一时之手笔，大约是战国至秦汉时期许多医家进行搜集、整理、综合而成的，其中甚至包括东汉乃至隋唐时期某些医家的修订和补充。

③勷(ráng)：辅助。

④梓行：刻版印行，亦泛指出版。

⑤榴月：指农历五月。

育婴集

序

（王书芳）

—※—

　　尝谓：阴阳气也，寒暑时也。阴阳不正则毗倚[1]生，寒暑不节则疠疫降。故人得天地之气以生，虽壮年气血鼎盛，疾病在所难免，矧[2]婴儿乳臭无知，受症恒在有生以前，征特医家不可以闻问得，即诚求之，父母亦或昧其所以然而然。呜呼，此《育婴》一集，吾净意田老夫子所以继《安怀》而必作也，前后十万余言。反复辨难，务要拨其本而塞其源，发前人所未发，实皆前人之所欲发，兼及药性，堪补本草之缺，诚所谓字字珠玉、句句金石也。书成纸贵一时，诸君子金[3]欲捐金，求付剞劂，以公诸世焉。不禁窃有感矣，夫夫子初本宋人，自言元祐成进士，后甫官中书舍人，即力救时政，为吕惠卿所抑落职，遐举[4]卒乃仙升，迄今七百余岁矣[5]。而不为良相，必为良医之苦衷，犹时于讲论之暇，一再著书，长留春色于于□□。噫！宋多名儒，斯殆圣人之徒，与岂钟离赤松之所可同年语哉！

　　咸丰八年岁次戊午年端阳节松崖弟子省吾氏王书芳顿首拜序

【注释】

　　①毗（pí）倚（yǐ）：指亲近倚重。多指皇帝对大臣的信赖。

②矧(shěn)：况且，何况。

③佥(qiān)：全，都。

④遐举：遐，远也。遐举，指远行。

⑤夫夫子初本宋人……迄今七百余岁矣：此为夸张言辞。

育
婴
集

序

（王熙淳）

—※—

　　且夫医道之难，有难于小儿一科者哉！从来言治小儿者，比之哑科，彼岂不知其不伦①乎？抑以深知其难而恐人之易视，故为是拟议也。当其甫离襁褓，性灵虽具而知识未开，形骸虽全而言语未达，是以疾痛疴痒②，端赖父母之诚求，而虚实寒热时关明医为诊视，稍有不谛③，一毫之差，千里之谬，因之矣历代明医知其难也，反复辨论勒为成书，汗牛充栋不下数百家。然天资不无优劣，学问不无纯驳，或执滞焉而泥于一偏，或节疏焉而未观其通，兼之庸医不揣其本，而孩提之童，伤于杂症者半，伤于痘疹者半，虽兹父兹母亦只抱无可知为何之痛。此我夫子《安怀集》而外《育婴集》一编所由作也。

　　我夫子为有宋名进士，筮仕④之初即以天下为己任，中为权贵所抑，超游域外，迄今已数百余岁矣⑤。以良相之才而为良医，不唯远迈时贤，亦且驾古人而上，盖天资学问本属兼优，而数百岁之历练则又古今之所罕也！岂阿所好而故为是诩扬乎？今二三同志谋付剞劂，淳亦惟⑥勷厥事，以期共济而已矣，抑又何言哉！虽然淳窃有厚望焉，夫作之之为圣述之之为，我夫子能究其理而不能人人究其理，能精其术而不能人人精其术。伏乞读是书者，能得其言中之意，更能得其意外之言，神而明之，化而裁之，用法而不为法所用，庶春增杏林，香留

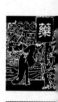

序

（王熙淳）

橘井,而四海之赤子同登寿域也,是为序。

丙午科付贡候选教论受业王熙淳葆素氏薰沐顿首拜

【注释】

①不伦:指不伦不类;不相当;不相类。

②疴痒:疾病痛痒。

③谛(dì):细察,详审。

④筮(shì)仕:筮,本义是用蓍草占卜。筮仕指古人做官前的占卜,此处指初出做官。

⑤我夫子为有宋名进士……迄今已数百余岁矣:此为夸张言辞。

⑥惟:希望。

育婴集

序

（王廷传）

—※—

　　天地有阴阳风寒暑湿，不无疵疠；人有阴阳内伤外感，不无疾病。而是书，专以《育婴》名篇奈何？为保赤之难也。保赤子难奈何？小儿血气未充，饮食无节，而且哑而不能言也。血气未充奈何？句萌[①]达易侵于寒暑也。饮食无节奈何？知识蒙易伤于饥饱也。哑不能言奈何？所以致疾之由与夫轻重之故，不能自达。唯视医者意为诊视形神，未能尽窥堂奥[②]，而要不敢私为枕中秘也。因与同志勉输囊资寿枣梨而公同好，庶好生之德，治脉理之际，又间不容发也。倘能慎之，未必十全，稍有不慎，剂误投而悔不及也。夫谁发之而谁知之哉！吾师抱疴瘵之隐，且少怀之恩，凡古人之所未及悉为阐之，古人所稍偏尽为正之，探受病之源，穷治病之弊，分门别户，罗列井井，诚治小儿之宝筏，而业医者之津梁[③]也。廷传受是编而读之，虽于民心，而吾师救世婆心与天地共其悠久矣，是为序。

议叙[④]盐运使知事弟子王廷传识

【注释】

　　①句萌：草木初生的嫩芽幼苗。拳曲者称为"句"，有芒而直者称为"萌"，合称"句萌"。

②堂奥:厅堂和内室。喻深奥的义理,深远的意境。

③津梁:桥梁,接引,引导。此喻普渡众生之意。

④议叙:清制于考核官吏以后,对成绩优良者给以议叙,以示奖励。议叙之法有二,一加级,二纪录。又由保举而任用之官亦称为议叙,如议叙知县之类。

卷一　杂症门

育婴集

一要灵变。盖药以治病,方随症立,切不可胶柱鼓瑟①,信其书不而不泥于书,用其方而不执成方,随机应变,加减得宜,乃为良医。

一要小心。盖小儿不能言语,尤无六脉可凭,其腹中之事全在医者观形察色,审声问症,细细体察,方知就里。若心粗气浮,一望即决,鲜不误人。

一要轻财。医为仁术,尤当以救人为急,□得□不□□□以获利为先,一到人家内,乘主人之慌乱,□□□□□止五分,则言八分,病到八分,则言不治,观其□□□□之而愈,则显己之能,可以索厚谢,病若不愈,则□□□责,亦不至于败名。孰知延医②之际,为父母者,早已忧心如焚矣。而故为恐諕③乎主人,其心何忍乎,况索利而后与药,贫人或未应允,小儿变症易出,未几④,病归脏腑,药力无功,岂不误人性命哉。又有其症不必服药,为贪脉利,故书一方,不宜表补之中,误为表补,以至轻症变重,贻祸⑤不浅,是皆贪利之所致也,学者切宜戒之。

【注释】

①胶柱鼓瑟:用胶把柱粘住以后奏琴,柱不能移动,就无法调弦。比喻固执拘泥,不知变通。

②延医:延,延请、聘请的意思;医,医生的意思。延医,即聘请医生。

③諕(xià):古同"吓",使害怕。

④未几:指没有多久,很快的意思。

⑤贻祸:给受害者留下祸害。

五运总括歌

甲己之年为土运,乙庚之岁乃化金,丙辛化水滔滔去,丁壬化木尽成林,戊癸南方火炎侵,五运之化仔细寻。

六气总括歌

子午少阴君暑火,丑未太阴湿土临。寅申少阳相火炎,卯酉阳明燥金传。辰戌太阳似水寒,巳亥厥阴风木举。

脏腑表里三阴三阳十二经络总括歌

少阴心经足为肾,太阴肺金足脾乡,厥阴命门足肝经,太阳小肠足膀胱,少阳三焦足胆配,阳明大肠足胃当。

用药法象

天有阴阳,风寒暑湿燥火是也,三阴三阳上奉之,温凉寒热四气是也。温热者,天之阳也,寒凉者,天之阴也,此乃天之阴阳也。地有阴阳,金木水火土是也,生长化收藏下应之,辛甘淡酸苦咸五味是也。辛甘淡者,地之阳也,酸苦咸者,地之阴也,此乃地之阴阳也。

阴中复有阳,阳中复有阴。平旦至日中,天之阳,阳中之阳也;日中至黄昏,天之阳,阳中之阴也;初夜至鸡鸣①,天之阴,阴中之阴也;鸡鸣至平旦②,天之阴,阴中之阳也。故人亦应之,人身之阴阳,外为阳,内为阴;背为阳,腹为阴;脏为阴,腑为阳。心、肝、脾、肺、肾,五脏为阴,胆、胃、大肠、小肠、膀胱、三焦,六腑为阳。所以知阴中之阴、阳中之阳者何也。如冬病在阴,夏病在阳,春病在阴,秋病在阳,知其所在,则施针药也。背为阳,阳中之阳,心也;背为阳,阳中之阴,肺也;腹为阴,阴中之阴,肾也;腹为阴,阴中之阳,肝也;腹为阴,阴中之至阴,脾也。此皆阴阳、表里、内外、雌雄相输应也。

【注释】

①鸡鸣:又名荒鸡,十二时辰的第二个时辰,以地支来称其名则为丑时,相当于凌晨1~3时。与四更、四鼓、丁夜相对应。

②平旦:太阳露出地平线之前,天刚蒙蒙亮的一段时间称"平旦"。用地支表示这个时段则为寅时,即凌晨3~5时,也就是古时讲的五更。

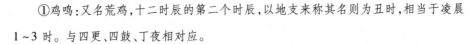
活幼心诚歌

天好生兮地长养,人与天地一橐籥①,天之气升人亦升,天之气降人亦降。人禀天地阴阳气,父精母血成其形,一月胚胎似珠露②,二月大似桃花痕,三月始分男与女,四月形象俱分明,五月五脏俱生足,六月方才六腑成,七月发生通关窍,八月动手游其魂,九月在胎通三转,十月受气足方生。在胎十月飡③母血,母如妊子宜樽节④,盖因母寒子亦寒,母热亦遗胎内热。

【注释】

①橐(tuó)籥(yuè):犹今之风箱,比喻天地间无穷尽之物,即大自然。

②珠露:露珠的美称。

③飡(cān):同"餐"。吃。

④樽(zūn)节:樽,通"撙",古代酒具。樽节,有抑止、约束之意。

大凡男女之胎生,调护得宜免患生,大肠如葱小肠韭,谷肠未充当哺饭,寒热温凉更适宜,虑惊缠缚乎四肢,腠理不密肌肤嫩,月内不宜频溶之,始出胎来不作声,母因伤冷肺如冰,开目如痴身似火,定知三日必归冥①,闭目撮口噤声哭,胎内伤寒中邪毒,昼夜连声到晓啼,微热在心惊在腹,遍身癣疥胎毒疮,遍身黄乃名胎黄,马牙疳②出牙根上,生于上腭七星疮③。

【注释】

①归冥:即指死亡。

②马牙疳:病名,大多数婴儿在出生后4~6周时,口腔上腭中线两侧和齿龈边缘出现一些黄白色的小点,很像是长出来的牙齿,俗称"马牙"或"板牙"。

③七星疮:即上腭疮。指上腭生疮,状似七星者,故名。

更推何故渐长成,其理由来在变蒸①,三十二日逢一变,六十四日逢一蒸。每逢变则精神易,如遇蒸而长骨骼,逢变直须过七朝,遇蒸再过十三日。初变癸水生肾志,身热耳骹②俱冷是;二变一蒸壬膀胱,上唇微肿卧蚕类;三变丁火喜心生,变中学哭生惊悸;四变二蒸丙小肠,壮热浑身犹硬气;五变属乙生肝木,此时昼夜必啼哭;六变三蒸甲胆生,学坐闭目生惊搐;七变属辛生肺声,喃喃学语齿牙生;八变四蒸庚大肠,学呵喷嚏泻频频;九变生志脾己土,吐泻识人知喜怒;十变五蒸成胃家,微汗腹痛呼父母;十数变蒸俱已足,三百念③日不须明,心包三焦无形象,故不变兮又不蒸;自后再加三大蒸,渐学移步能应名,每蒸日至六十四,都来五百十二零。变蒸手足方受血,手能持兮足能行,人或元气禀受足,是儿必然无变蒸,变蒸未足看面部,全依气色决分明,望闻问切能穷究,临症方无袖手寻。

【注释】

①变蒸:变蒸之名,始见于西晋王叔和《脉经》。《诸病源候论》等医籍关于变蒸的记载认为:小儿自初生起,三十二日一变,六十四日变且蒸,十变五蒸,历三百二十日,小蒸完毕;小蒸以后是大蒸,大蒸共三次,第一、第二次各六十四日,第三次为一百二十八日。合计五百七十六日,变蒸完毕。小儿变蒸时,机体脏腑功能逐步健全完善,也就反映为表现于外的形、神同步协调发展。

②骫(wěi):基本字义为骨端弯曲。引申为枉曲、弯曲。

③念:同"廿",即二十。

面部诸般各有属,眉棱上下俱属木,左曰太阳右太阴,鼻准①脾家土星应,唇目两旁脾所属,两耳颐间肾之墟,额同颧脸属心火,右颊唇中是肺基。四时各有一色强,依时无恙逆时殃,要分旺相②休囚咎,尽在心中自酌量。春天青旺赤为相,黑休白囚黄否③象;夏天赤旺黄相吉,青休黑囚白不良;假如肝病面青时,白色当春未易医,此是肺金来克木,色黄又被脾家欺;心病夏天当面赤,望色只愁形色黑,此被肾水克心火,色白反受肺家屈;肺病秋来面宜白,若亦赤色最难除,此因心火克肺金,色青反令肝作威;肾病面黑冬天相,黄色见时多悒怏④,此乃脾土克肾水,色赤反致心魔障⑤;脾居四季面形黄,如形青色最难当,此为肝木克脾土,色黑反使肾家强。春赤夏黄秋黑色,冬青虽相亦无益。从前来者实邪传,实泻其子平方言。

【注释】

①鼻准:即现代解剖学所谓鼻尖。

②旺相:命理术语。

③否(pǐ):坏,恶,不顺利。

④悒(yì)怏(yàng):意为忧郁不快。

⑤魔障:佛教用语,它指修行人于修行中由恶魔所设的障碍;也泛指由别人所致的波折、磨难。

　　五脏所属各一官,五色分来人不同,色内能分明与滞,据色方能辨吉凶。心赤顺视鸡冠色,不宜瘀血糊涂赤;肝形翠羽顺光多,色如嫩草焉为吉;脾色贵如蟹腹黄,形如楮实①必灾殃;肺形独贵猪膏状,枯骨须知寿不长;肾色最尚如鸟羽,形如煤炭非吉祥。色色能将两色分,吉凶灼然不虚语。更看人气清明顺,神昏气馁作凶认,瘦而气壮色必实,肥而气怯色必嫩。气壮则实宜吉祥,气怯则虚以危论。肥而见肉不为良,瘦见骨兮食不长。再看得病面如何,发热额上红必多,青色现时急惊作,若形昏黑定云殂②。额同足冷夹食惊,额热足热伤风重。囟门贵合不宜陷,肿起成坑两无用,印堂青色惊之阿,红色心惊白主和,或见微微青紫色,只因客忤③脉相遇。山根④青赤惊为疾,紫色伤于乳和食,泻脱宜黄白须死,青生金匮惊之必。年上⑤黄为吐利基,若形皖是乎虚。两颐赤为啼哭热,更兼黄色吐名之。左腮红是痰气为,右腮红是伤风热。

【注释】

　　①楮实:为桑科植物构树的果实。

　　②殂(cú):迅速死亡、安乐死。

　　③客忤(wǔ):指小儿突然受到外界异物、巨响,或陌生人的惊吓而发生面色发青、口吐涎沫、喘息腹痛、肢体抽搐、状如惊痫等症。

　　④山根:双眉之间至下,便是鼻子起始之地,谓之山根。

　　⑤年上:年上和寿上在山根的下面,在软骨和硬骨的交界处。年上在上面,寿上紧贴在下面,年上和寿上加起来古称"疾厄官",古代面相术认为这是观察一个人是否有疾病、是否有厄运的部位。

　　面黑鼍为危急医,面带微红急惊①泄,面带黄白吐利因,面青唇白急惊成,面白唇青防疟疾,面多白色腹中疼,面红唇赤伤寒至,面目皆黄湿热生,面黄卷舌五心烦,面肿虚浮多咳利。两眉红主儿夜啼,眉皱头疼痢疾为。眼胞浮肿主久嗽,不尔因疳疟痢虚。黑睛多者是胎实,白睛多者是胎怯[2],病之将瘥目皆黄,淡红心热无他说。目多直视为惊风,赤脉贯睛[3]肝病凶,鱼目定睛非吉兆,瞳人中陷死之宗。瞑目昏昏犹似肿,或不转睛半开闭,两目纵开无精光,此病由来慢脾[4]是。

【注释】

①急惊:又称"急惊风",或名"惊厥",俗名"抽风"。是小儿常见的一种抽搐症状,且常伴有神志不清。

②胎怯:胎怯病是指初生儿体重低下、身材矮小、脏腑形气均未充实的一种病证。本病主要症候表现与西医学出生低体重儿相近,包括早产儿与小于胎龄儿。

③赤脉贯睛:赤脉传睛病首见于《银海精微》,并分为大眦赤脉传睛和小眦赤脉传睛两种。又名赤脉贯睛、眼小眦赤脉外障、大眦赤脉附睛障、小眦赤脉附睛障等。赤脉传睛是因心火上炎,或阴虚火旺所致。是以眦部生长赤脉,横侵白睛为主要表现的外障类疾病。

④慢脾:即慢脾风。小儿由于吐泻过度,正气衰弱,出现头摇目闭、面唇青暗、额头汗出、神昏嗜睡、四肢厥冷、手足蠕动等症。属于慢惊范畴。主要由脾阴虚损、脾阳衰竭引起。治宜温中补脾,固本回阳。可用参附汤,或附子理中汤治疗。

耳轮干燥骨蒸容,停停耳内长流脓,耳轮冰冷识麻痘,耳后红丝缕亦同。鼻流清涕乃伤风,鼻㾍[1]生疳脾肺热,鼻内常臭积热从,鼻孔黑掀肺家绝。唇中短缩因虫动,唇中无痕药无用。正口常红无病端,燥化脾热疮疡共,满口白垢名鹅口[2],脾热必然口中臭,鱼口[3]名声最不祥,舌唇黑色应难救,张口出舌惊风求,重舌木舌针方抽,舌上生舌阳毒结,舌上芒刺亦同类,舌上白滑上难医,舌上黑苔全不利,舌上黑色命将休,舌卷难言终弃世。咬牙寒战痘疮传,牙根出血名牙宣④，牙根白色泻痢急，齿嚼咬人不久延，牙槁焦枯脾热致，牙折肾经疳积生，牙床痒塌咬牙疳⑤，牙关紧急惊风使。口沫啼叫是虫疼，沫吐白绿是胃寒，满口痰涎咽塞壅，吐涎黑血肺虚难，疼而不吐冷生痛，吐而且疼胃中冷，吐涎黄水不为良，风涎吐尽儿方醒。呵欠面黄脾土虚，呵欠面青惊之为，呵欠面赤风热医，呵欠久病阴阳离，呵欠气热伤寒理，呵欠喘急伤风治，呵欠多睡乃疲倦，呵欠顿闷痘疮使。五指冷时必是惊，若逢指热伤寒成，两手中指梢头冷，必然麻痘要相侵。手足中青心疼别，手足甲黑是筋绝。指甲上有红丝缕，手心兼赤俱难决，手捻拳者急惊因，手开散者慢脾成，角弓反张惊风作，手足瘈疭⑥名慢惊，气虚发热手足冷，血虚发热手足热，要识胃寒手亦寒，更兼胃热手亦热。

【注释】

①慝（tè）：灾害。

②鹅口：即鹅口疮，又名雪口病、念珠菌病，是在黏膜表面形成白色斑膜的疾病，多见于婴幼儿。本病是由白念珠菌感染所引起的。这种真菌有时也可在口腔中找到，当婴儿营养不良或身体衰弱时可以发病。新生儿多由产道感染，或因哺乳奶头不洁或喂养者手指的污染传播。

③鱼口：即鱼口症，系指唇上生疮，形如鱼口，痰涎不收的病证。《喉舌备要》认为此症乃脾经热毒所致。

④牙宣：以牙龈萎缩、牙根宣露、牙齿松动、经常渗血或溢脓为主要表现的疾病。

⑤牙疳：指牙龈红肿、溃烂疼痛、流腐臭脓血等症。

⑥瘈（chì）疭（zòng）：指痉挛、抽搐。

闻而知者圣之名，专听言语及音声。声轻气弱伤寒证，重则伤风浑身痛，声塞糊涂痰作孽，声哑肺虚何用别，急声专只为神惊，高喊狂言知是热。口难言者荣不足，声战应知是感寒。声宣故知气不顺，气喘喷嚏伤风症，言语知从瓮中出，鼻塞并是伤风得。谵语①为实郑声②虚，症见伤寒和疟疾。有泪为哭无声啼,斯分大哭与小啼,哭而不啼是痛因,啼而不哭惊之遗,滋煎不安烦所为,呻吟不定是躁病。口张气出而不返,咳逆不止是死论。又须问病如何起,要审根源何处至,或遭跌仆或遭惊,一日几番便与利,饮食或进或不进,莫非过饮母之乳,或曾洗澡或过餐,厚薄衣裳皆问取。寝后方将形脉看,要分寅卯辰三关。男看左手女看右,风寅气卯命辰安。纹青枝紫惊为病,纹紫枝红伤寒症,红如米粒肺经热,黑色透辰伤暑论,青纹泻痢胃家寒,白色微微即是痢,枝赤涎潮胸膈痞,黄纹隐隐困脾端。指形宛如钓钩样,伤风伤寒分所向,向外伤风有汗形,向内伤寒无汗当。枝青混如鱼刺形,惊疳虚风三部分。枝直悬针青黑色,水惊肺热慢脾并;枝如水字三关有,咳嗽积滞风疳[3]久;枝如乙字青红纹,总是惊风慢脾疾。一曲如环伤食干,两曲如钩伤冷看,三曲如虫伤硬物,双钩脉样是伤寒。枝形或是弯弓样,如环如虫不一般,乱红食指如川字,食积相兼五脏疳[4]。

【注释】

①谵语:病中神志不清,胡言乱语。

②郑声:语言重复、语声低弱、若断若续的危重症象。《伤寒论·辨阳明病脉证并治法》曰:"夫实则谵语,虚则郑声。郑声者,重语也。"

③风疳:小儿科病,肝疳之别名。

④五脏疳:为心疳、肝疳、脾疳、肺疳、肾疳等五种疳证的合称。

五岁人将一指诊,十岁始将两指决,十五才将三指看,脉与大人各悬绝。大人五至为平和,小儿七至始无疴,四至五至冷危困,十至十一热为多,三迟二败死脉决,十二十三魂将灭。脏腑三部脉来分,但以浮沉迟数别。风痰疾喜迟而浮,急大洪数儿不瘳[1]。紧大邪气风痫[2]作,紧急寒邪风冷求。寒疟[3]脉弦而带迟,热疟[4]脉弦而带数。下痢之脉喜沉微,浮大现时难用药。吐泻脉顺小而微,乳后哺吐脉乱宜。中暑霍乱喜浮大,最嫌沉细与沉迟。急惊之脉弦数喜,慢惊之脉宜沉细。疳积诊时洪大宜,沉细必然无药治。水肿浮大得延生,沉细何尝得安宁。吐衄腹疼沉细吉,浮数弦长药未灵。紧数细快无他疾,沉缓不能消乳食。气喘身热宜滑净,脉涩四肢寒者危。

【注释】

①瘳(chōu):疾愈也。

②风痫:痫证发作时头强直视、不省人事,甚至牙关紧闭。多因肝经积热所致。

③寒疟:因寒气内伏,再感风邪而诱发的一种疟疾。临床表现有寒多热少,日发一次,或间日发作,发时头痛,无汗或微汗,脉弦紧有力等。

④热疟:寒热往来,以热象为主。

四时各有一脉优,春弦夏洪秋脉浮,冬实季缓正邪病,贼微虚实亦宜求。假如一日得冬脉,从后来者虚邪迫。夏脉见时从前来,我去生子实邪逆。秋脉见兮贼邪形,鬼来克我我不胜。脾家脉见微邪病,夫克妻兮总病轻。虚邪还须补其母,母能令子实而可;实邪泻子夺其母,为子能令母虚故;贼邪泻贼补本经,微邪不治何须惊,各使相平无胜负,夏冬秋脉类是评。

别得肝脾一症多,心肾二经病瘥少。以上一一能参明,临病吉凶心自了。方知外感与内伤,个中仍辨阴与阳,内伤多成于乳食,外感风寒特一方,二症医治虽多般,大率先名评八端。前论风痰和疟痢,后言吐泻与惊疳,更将兼症参乎内,病病须明痰与气,须知同病异方医,方不异病同方治。由来筋脉属肝经,肝病热盛则风生,心热得风应舌强,肝经风热反张频,肝经有热目直视,肝经有风目连劄①。吐泻脾虚成慢风,目闭口开两手撒。

【注释】

①目连劄(zhá):劄,眨之意。目连劄病名首见于《审视瑶函》,又称目连札、小儿劄目、小儿两目连劄、目札等。因风邪侵目,或精血不足,目失濡养所致。以胞睑频频眨

动,不能自主控制为主要表现的外障类疾病。

伤风兼心则发惊,风伤兼脾自利生,风伤兼肺则气喘,风伤兼肾则畏明,风伤贪睡口中热,饮水不止脾经热,伤风腹胀手足冷,此病却兼胃虚怯。风则生痰上壅盛,夹惊总是风痰逆。外感看来却中风,手足不收遗尿出。

大凡咳嗽亦风寒,痰火咳嗽人一般。咳谓有声脾气浑,嗽谓有痰脾湿侵。春间咳是春升气,夏月火气炎上治,秋天湿热伤肺经,冬作风寒外感是。五更上半日多嗽,食积胃火两分治。午后嗽者属阴虚,黄昏火气浮于肺。因嗽而痰在肺经,因痰而嗽在脾胃。肺胀[1]嗽者不得眠,黄瘀血夹痰兼气。臭痰作咳肺壅医,只嫌午嗽最难除。发斑咳嗽亦作泻,因伤肺气脾湿随。连声频嗽黏痰致,嗽久胸高龟胸治。大凡久嗽当成劳,百日婴孩难料理。齁[2]鮯总是咸酸作,火中痰中喘同论。水停心下尤能喘,感风寒痰亦有成。

【注释】

①肺胀:指多种慢性肺系疾病反复发作,迁延不愈,肺、脾、肾三脏虚损,从而导致肺管不利、气道不畅、肺气壅滞、胸膺胀满等病理改变,以喘息气促,咳嗽、咳痰,胸部膨满,胸闷如塞,或唇甲发绀,心悸浮肿,甚至出现昏迷、喘脱为临床特征的病症。

②齁(hōu)鮯(shà):指小儿因有痰母而引起气促喘急,喉间若拽据声。

夏伤于暑秋发疟,正邪二气相击症,加之饮食不调匀,主冷停痰寒热作。一日一发为易医,二日三日难为提,一日两发错经易,独称单疟最难除。先热后寒间有之,先寒后热人多发,亦有单热而无寒,饮食不思方易医。久疟一日晏[1]一日,传于阴分不依期,又须治用升提药,仍归阳分方痊除。午前发者是阳分,午后发者在阴分,无汗要汗发邪先,有汗敛之要扶正。

古方痢疾名滞下,物积气滞腹疼兼,里急后重大疼泄,数至圊[2]而不能便。伤食则红伤气白,黄色亦出伤食积,气食俱伤白兼红,总是湿热医方治。红痢乃自小肠来，白痢却从大肠出，青垢因伤风与寒，绿如菜色伤风湿。泻作痢重脾传肾，痢作泻轻肾传脾，莫将涩药来先治，法用通因通用宜。久痢不止怕身热，久痢癃闭脱肛危，久痢发呃病最险，久痢恶心难与医。噤口不食令人怕，湿肠流出休医罢，战寒如疟成鼓胀，更兼纯血俱难瘥。滑肠肝旺青油脂，黑痢肾水反侵脾，屋漏水兼尘腐色，鱼膏鱼脑并难医。

【注释】

①晏：迟，晚。

②圊（qīng）：厕所。

呕吐或困过于饱，寒气所冲亦吐了，顿嗽气逆亦作吐，暑气相干亦宜晓，胃中有火膈上痰，久病胃虚纳谷难，胃中瘀血尤能吐，火气炎上又一端，中寒而吐四肢冷，挟暑而吐渴躁烦，酒后气升尤作吐，伤风呕吐是痰涎。月内婴儿频转乳①，气息未定饮乳使，其气逆上乳不下，停滞胸满故呕耳。霍乱②吐泻及转筋③，饮食不调脾虚因，日间受热夜感寒，邪正二气浑不分。转筋吐泻三气作，肝木生风故转筋，脾土受湿故作泻，心火受温吐上升，阴搏夫阳而作吐，阳搏夫阴而作泻，阴阳相搏吐泻成，霍乱米汤休饮下。水泻未止名病湿，完谷不化脾虚极。泻水肠鸣痛阵来，火热论之此泻识；或肚不泻或多少，此是痰兮最端的④；腹疼必须去大便，泻后疼者乃食积；便青肠冷是惊粪，青而起沫风之逆；大便酸臭饱伤余，受吐泻兮亦伤食。

【注释】

①转乳：指吐乳直出而不停留者，为胃气上逆所致，治宜和胃降逆。

②霍乱：古代的中医学把上吐下泻同时并作的病都包括在霍乱的范围内。认为这是一种胃肠挥霍撩乱的现象，故名。因此，中医的霍乱既包括烈性传染病的"霍乱"，也包括一般夏秋季常见的急性胃肠炎。中医的霍乱分为二类：一类是因其能将胃肠中病

理性内容物吐泻而出的,叫"湿霍乱";另一类是腹胀绞痛、烦躁闷乱,想吐吐不出、欲泻又泻不下的,叫"干霍乱",或称"绞肠痧"。

③转筋:俗名"抽筋",多指腓肠肌挛急,是津液脱失的一种症状。转筋证名。肢体筋脉牵掣拘挛,痛如扭转。

④端的:多见于早期白话,意为真的、确实、到底、究竟。

论惊先识在胎惊①,百日内惊胎内成,真惊三两发必死,假惊何必问灵神。发惊之因乃发搐,或起风寒或跌仆,或因人叫喊声高,或因物忤鸡犬触。更发急慢与阴阳,慢宜温补急宜凉,急则轻兮慢则重,医将此症必分方。慢惊多成于泻后,昏睡懵②疼不抬手,冷气出口目半开,身热不热两俱有。急惊本原热在心,风生痰壅肝脾经,精神恍惚神不守,此时声闻瘈疭频,早上午间必频发,晓间夜内不甚搐,早发上视晚邪视③,发时必然掣手足,早发项急浑身热,午后牙紧口涎垂,晚发必然多气喘,夜发大便黄水通。天吊痰涎壅塞心,不时发作日翻腾,角弓反张类邪祟④,乳母忧惊人乳成,客忤小儿神气弱,异物生人惊搐著,肚疼吐泻五色形,斜视咬牙脉洪数。

【注释】

①胎惊:新生儿非因脐风而出现惊风症候叫"胎惊"。前人认为是孕妇饮食调养失常或精神因素,影响胎儿所致。主要表现有惊厥、知觉全失、手足抽动、面部肌肉痉挛等症。呈阵发性发作,不发时无异常征象。

②懵(měng):一时的心乱迷糊。

③邪视:邪通"斜"。斜着眼睛看。

④邪祟:俗语指"不干净"的邪气。

五脏停积生五疳,五疳之形不一般,五疳之名又各别,惊风气积急多喘。心疳①名惊其面赤,壮热②憎寒③形体瘦,四肢不仁口鼻干,泻痢无时黑青色;肝疳^④名风其面青,白膜遮睛泪出频,面合地卧嗓^⑤口鼻,发燥毛焦癣遍身;脾疳^⑥名积其面黄,肚大筋青瘦不常,饮食不消吃泥土,痢下频频兼脱肛;肺疳^⑦名气其面白,口鼻生疮时气逆,浑身躁热饮食少,吐血吐痰犹喘息;肾疳^⑧名急其面黑,手足如冰兼吐逆,背脊如锯齿牙断,泻痢蛔虫兼米出。

【注释】

①心疳:为病证名。是指以时时惊烦,咬牙弄舌,口舌生疮,面色红,白睛有红丝,口渴心烦,睡喜伏卧,纳呆消瘦,或见发热汗出为主要表现的疳证。五疳之一。又名惊疳。

②壮热:又称高热。是指发热较高,热势较甚,常不伴恶寒而反恶热,又称"但热不寒"或"身热,不恶寒反恶热"。是里实热证的主要症状之一,为邪正斗争激烈所致,常见于外感热病的中后期。

③憎寒:是一种外有寒战、内有烦热的症状。这是热邪内伏、阳气被阻,不能透达所致。

④肝疳:为病证名。是指以面目、爪甲发青,眼涩而睁眼困难,目视昏暗,或夜盲,甚见单腹胀大、青筋暴露,大便色青等为主要表现的疳证。五疳之一。又名筋疳、风疳。

⑤嗓:喉咙。

⑥脾疳:为病证名。是指以腹胀肚大,水谷不消,泄下酸臭,或嗜食异物,面色黄,身热,困倦喜卧,纳呆消瘦,兼见吐泻,或夹有蛔虫为主要表现的疳证。五疳之一。又名肥疳、食疳、奶疳。是疳疾中的最基本症候。

⑦肺疳:为病证名。是指以咳嗽,气喘,口鼻生疮,面色白,毛发枯焦,肌肤干燥,或见恶寒发热,常流清涕等为主要表现的疳证。五疳之一。又名气疳、疳(匿虫)。

⑧肾疳:为病证名。是指以下部生疮,大便滑泄,脱肛不收,面色微黑,口渴,夜啼,手足逆冷,消瘦,或见耳内出脓、臭秽、连年不愈为主要表现的疳证。五疳之一。又名骨疳、急疳。

心虫为病好吃茶,肝虫蚨炭莫医差,肺虫犹欲吃布物,肾虫惯欲吃盐花,脾虫吃土吃生米,胆虫吃醋贪酸味,亦有长虫寸白虫^①,蛔虫消食居脾胃。

【注释】

①寸白虫:即绦虫的别称。因绦虫包孕虫卵的节片呈白色,长约一寸,故称。

惊癖①痰涎里漫之,当心块痛亦惊啼。乳癖②多啼尤壮热,在心上下痛无时;疟癖③渐加身疼痛,右肋块形如掌迹;食癖④其痛两肋下,往来时复充心侧;腑癖不动不移凝,左右肋间成块疼,惊癖方宜滚痰药,乳疟食腑消食分。惊积⑤小肠夜啼泣,溺黄其异多青色,乳积斯分面必黄,乳罢哭来吐前食,惊积之因目白青,浑身壮热最分明,疟积目黄多肚胀,更依数为泻之频,食积是儿必多食,羸瘦议于《原病式》⑥,惊积相宜要镇心,乳风疟食宜消食。

【注释】

①惊癖:指惊风、癖证并存者。由惊而起,惊气与痰涎相搏成癖。盘旋胁间,或在左,或右,常作惊啼。

②乳癖:此指小儿乳癖。《圣济总录》曰:"小儿脾胃气弱,保养不慎,则令三焦不调。乳饮不化,聚而成痰。流于胁下,寒气乘之,遂成癖聚。久不消,横连少腹,上至心下,按之苦痛,肌肤渐弱,面色青黄,多睡目涩,寒热往来,呕吐咳嗽,故谓之乳癖,世呼为奶癖是也。"

③疟癖:出自《普济方》。指小儿疟疾而致癖证。证见癖块潜藏于右胁下,其状如梳,触之隐痛。兼见肌肉不生,渐成羸瘦,或作潮热,肚腹渐大。

④食癖:指人们在摄食过程中出现一种特殊的嗜好。

⑤惊积:病证名,出自《仁斋小儿方论》。小儿积食化热,热极生风。证见经常腹胀肠鸣,低热潮热,以午后夜间为甚,睡眠不安,烦躁易惊,甚则手足抽搐,大便干燥秘结,或稀稠酸臭。多由饮食不节引起。

⑥《原病式》:指金代刘完素的《素问玄机原病式》。

浑身壮热面萎黄,母患伤寒热乃伤。泄泻愈时仍复作,因食交乳却无妨,孩儿遍体生疮疖,每因风毒伤邪热。忽然儿体热如汤,母有孕娠三个月,浑身壮热不言论,更兼面赤风伤心,口中气热风伤肺,渴不甚热伤脾经。日日往来寒热作,外感内伤分的确,总名似疟非疟证,不呕清便方病却。身热恶热是内热,身热恶寒从外来;身热饮水内热看,身热不饮表热推;身热头疼与恶寒,无汗症是伤寒必;身热头疼与恶风,有汗却是伤风疾;日重夜轻属阳虚,夜重日轻属阴竭,阳虚须将气病治,阴虚要将血病决。身热阴盛而阳虚,每饮沸汤不知热;身热阳盛而阴虚,冰雪不知寒尚啜。

盖因汗乃心之液,在内为血在外汗。阳虚自汗心肾亏,阴虚睡中出盗汗。小儿盗汗不须医,额汗至胸亦阳虚,更有胸下当脐汗,此汗皆因属胃虚。伤寒疟疾皆将愈,汗分四症分明起,蒸蒸振汗不战汗^①,战汗振栗兼耳。额汗如珠定不流,遍身冷汗滑如油,是汗见之真危症,顷刻一命已休休。

感冒时气作头疼,眼眶疼是风热动,肋疼刺痛乃肝火,遍身痛是风寒重,咽喉肿疼是痰涎,乳蛾作疼有双单,急慢缠喉^②痰火盛,喉痹^③痄腮^④风热看。

【注释】

①战汗:战即振栗。又称寒栗、寒战。在外感热病过程中,先振栗而旋即汗出者称战汗,为邪正相争的表现。

②缠喉:病名,指耳下红肿。

③喉痹:多由邪热内结、气血瘀滞痹阻所致,主要证见咽喉肿痛、吞咽阻塞不利等症。

④痄腮:是指因感染痄腮时邪,以发热、耳下腮部漫肿疼痛为主要表现的儿科时行病。即流行性腮腺炎,俗称蛤蟆瘟。

腹疼总说因寒得,火热作疼亦宜识,重按不疼作虚寒,手不可近实热的,时疼时止热死血,无歇无休独是寒。搅肠痧^①疼唇中黑,手足青冷死须看。胸前膈下心疼的,膈下疼如胃脘积,痛居小腹是寒因,疼在当脐寒与食。

小肠心热溺尿黄,溺闭腹疼名盘肠②,小便溺血名风闭,小便溺浊疳热伤,水泻溺闭阴阳隔,火热小便癃闭涩,阴囊肿名鸡灯疳,沙疳淋如溺沙石。

【注释】

①搅肠痧:即绞肠痧,又称干霍乱。因饮食不节或感受瘴气,秽浊闭塞肠胃所致。

②盘肠:病证名。见于《婴童百问》。又名盘肠痛、肠痛。证见小儿腹痛曲腰,叫哭不已,不乳,面色青白,两眉蹙锁,大便泻青,额上汗出等。

水肿多因泻痢遗,更兼疟疾致脾虚,累年①疝癖②犹能肿,疮疥浑身亦肿之。五脏之中脾土主,非土不能制肾水,脾土一亏水横流,水肿之因起于此;肺朝百脉通水道,下输膀胱为先导,膀胱州都津液腑,气化则能出小便,上通下行故溲出,下塞则闭水由积,所以三焦决渎官,引导阴阳通闭塞。经云水饮入于胃,游溢精神输于脾,脾气散精归于肺,养生岂可使脾虚,脾虚传入二经络,小便不利从此作。一失降下一失化,因而发喘何惊愕,先喘腹胀本肺经,先胀后喘脾之因,治肺清金次利水,治脾利水次清金。腰以上肿宜发汗,腰以下肿宜利水,然后医方可实脾,脾盛方能自行水。水行不利最难当,治之必须分阴阳,阴肿不烦尿色白,阳肿燥渴溺尿黄。肚大筋青真死候,更兼脐突真难救,手心足底平无脉,那更背平真不久。腹高颈小体猥羸,精采全无只欲怠,喂乳不消因胃弱,小儿有此号丁溪。肌肉不容柴骨露,手足细小腹不大,总然多食不生肌,伤饱失饥名哺露。

【注释】

①累年:指连年,历年。

②疝(xuán)癖:病名。脐腹偏侧或胁肋部时有筋脉攻撑急痛的病证。

疹子之因是发热，天时温毒也相干，俗呼痧子①即斯症，疗治宜将肺胃看。患儿泄泻相兼呕，烦闷昏沉并咳嗽，足冷不温其脉洪，要知总是发斑候。热邪传里致表虚，血热不散乘于皮，重则锦纹轻疹子，更见斑烂犹次子。若见黑斑重之至，十无一生不须治，盖因毒气入胃深，舌黑鼻燥形欲死。更见未发斑之先，目见如鬼或狂言，遇经热极方才现，声复虚弱不欲眠。见斑不宜重发汗，发汗重开泄其元，形如果实黑陷生，卢扁②不能施其功。风疹③块形亦类斯，遍体瘙痒斑烂红，饮食如常身略热，不分大小游风④医。赤瘤朵朵云霞类，肿疼不乳真嗔喟，身热昏沉目半开，头砭出血无拘泥，此毒亦由胎毒生，消毒有方从火治，自上而下犹可医，足上腹来病尤炽。更分山野与膏粱，虽然同病必分方，山野常须平胃气，膏粱宜服补脾疆。活幼心诚歌书完，传于诸子任方便，误则杀人天可畏，不误济人功无穷，此中虽有真意味，智愚两等岂同看。

【注释】

①痧子：即麻疹。

②卢扁：战国时名医扁鹊因为家住卢国，所以人称"卢扁"。后指名医。

③风疹：是由风疹病毒引起的一种常见的急性传染病，以低热、全身皮疹为特征，常伴有耳后、颈部淋巴结肿大。

④游风：又名"赤游风"或"赤游丹"。是一种急性的以皮肤表现为主的风证。多见于小儿，多发于口唇、眼睑、耳垂或胸腹、背部、手背等处，常急骤发作，消退亦快，游走无定。患处皮肤起红晕，并浮肿，形如云片，灼热瘙痒。状若风疹块，但更为肿大。

欲识小儿百病源,先从面部色详观,五部五色应五脏,诚中形外理昭然。额心颏肾鼻脾位,右腮属肺左属肝。青肝赤心黄脾色,白为肺色黑肾颜。青主惊风赤火热,黄伤脾食白虚寒,黑色主痛多恶候,明显浊晦轻重参。部色相生为病顺,部色相克病多难,相生实者邪助病,相克虚者正难堪。天庭青暗惊风至,红主内热黑难痊,太阳青惊入耳恶,印堂青色惊泻缠,风气青惊紫吐逆,两眉青吉红热烦,鼻赤脾热黑则死,唇赤脾热白脾寒,左腮赤色肝经热,右腮发赤肺热炎,承浆青惊黄呕吐,黑主抽搐病缠绵。此是察色之大略,还将脉证一同参。

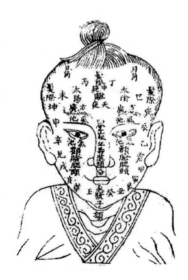

面分八卦之图

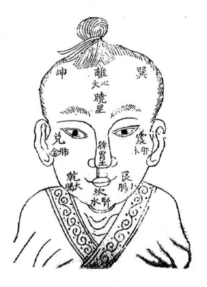

五脏面位之图

育婴集

卷二 杂症门

五脏主病脉歌

心脉浮数惊热作,暑热浮虚啼哭多,口舌生疮小便涩,诸疝盘肠从气来。沉迟定知腹中寒,气滞寒凝痛难言,小便频数肠中冷,粗大浮急是阴结①。

肝脉浮数风热壅,目赤胞肿筋又痛,热泪常流眵②多生,或因痒痛怕羞明。沉迟应知是感寒,面青唇白眼睁圆,诸病当以风候变,良医仔细要详参。

脾脉浮数是热炎,能食胃强脾脏坚,口疮皆因湿热结,面赤唇红脾胃热,沉迟主积寒滞停,吐泻更加慢脾风,气虚胃弱不能食,呕恶温中醒脾灵。

肺脉浮数主失血,伤寒咳嗽遍身热,气急痰盛生疮疹,泻痢潮热大便结。沉迟当以虚寒医,滑肠泄泻两分别,更有咳嗽及痰涎,补肺散寒病始痊。

肾脉浮数属实热,疝气小腹牵引痛,咬牙当知肾经热,满口齿龈出鲜血。沉迟定主肾经寒,小腹急疼肾囊传,偏子坠③病不为良,肿大浮虚最难当。

【注释】

①阴结:病证名。因胃肠阴寒凝结,或精血亏耗大肠干燥所致的便秘。脉象名。《注解伤寒论·辨脉法第一》曰:"脉累累如循长竿者,名曰阴结也。"

②眵(chī):眼睛分泌出来的液体,呈淡黄色。俗称"眼屎",亦称"眵目糊"。

③偏子坠:即疝气。

育婴集

虎口三关部位脉纹形色歌

初生小儿诊虎口，男左女右一般看。次指三节风气命，脉纹形色隐隐安。形见色变知有病，紫属内热红伤寒，黄主脾病黑中恶，青主惊风白是疳。风关病轻气关重，命关若见病多难。大小曲紫伤滞热，曲青人惊走兽占，赤色水火飞禽扑，黄色雷惊黑阴痫[①]，长珠伤食流珠热，去蛇吐泻来蛇疳[②]，弓里感冒外痰热，左斜伤风右斜寒，针形鎗形[③]主痰热，射指射甲命难痊，纹见乙字为抽搐，二曲如钩伤冷传，三曲如虫伤硬物，水纹咳嗽吐泻环，积滞曲虫惊鱼骨，形似乱虫有蛔缠，脉纹形色相参合，医者留神仔细观。

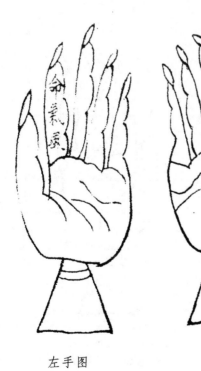

风关次指第一节
气关次指第二节
命关次指第三节
虎口人平处男先
看左手次指内侧
女先看右手次指
内侧

左手图　　　　右手图

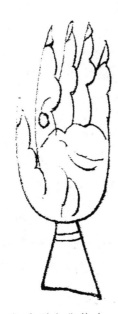

长珠形主伤饮食

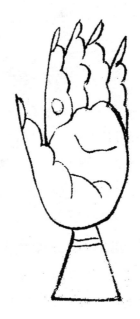

流珠形主内热

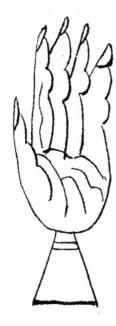

去蛇形主吐泻

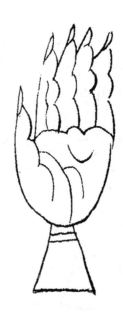

来蛇形主湿热成疳

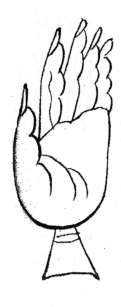

弓反里形主感冒寒邪

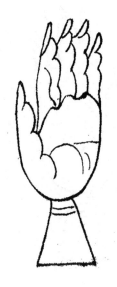

弓反外形主内热痰盛

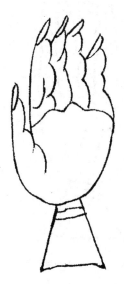

纹斜向左形主伤风

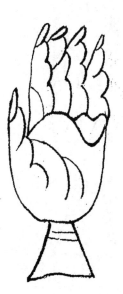

纹斜向右形主感寒

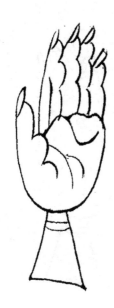

针形主痰热

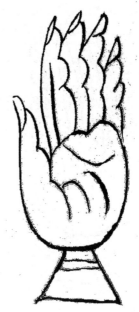

鎗形主痰热

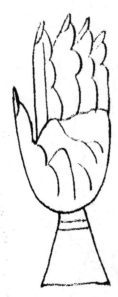

透关射指形主死

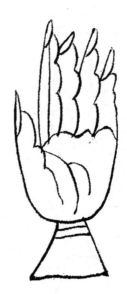

透关射甲形主死

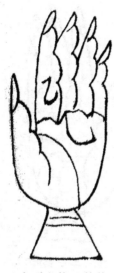

乙字形主惊风抽搐

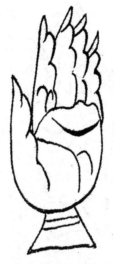

二曲如钩形主伤生冷

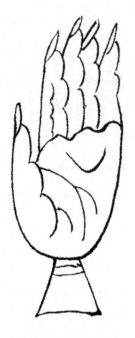

三曲如虫形主伤硬物

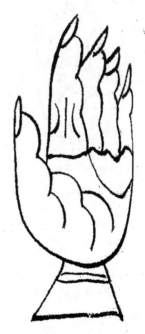

水字形主咳嗽

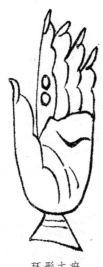

环形主疳

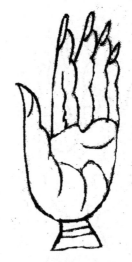

曲虫形主积滞

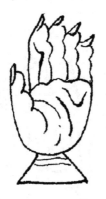

鱼骨形主惊热

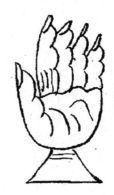

乱虫形主蛔虫

虎口三关部位脉纹形色图

【注释】

①阴痫:痫病主证伴痰涎壅盛,面色晦暗或苍白,手足青冷,舌淡苔白腻,脉沉细或沉迟。表现为肝风痰浊证,无兼热象。

②蛇疳:也叫"搭背",好发于背上,一次发病就有两个疮,成对附于背上,且恐怖之极,类似一对蛇眼,故名"蛇疳"。也是一种毒疮类的疾病,极难治。

③鎗(qiāng)形:"鎗"是"枪"的异体字。小儿指诊法十三指形之一。

尝谓小儿初生，百骸^①未成，饮食未开，胃气未动，当此之时，调护极须得宜，然而诸书皆言："儿在母腹，口含血块，当分娩之时，婴儿落地，啼声一出，随即咽下，而毒血伏于命门，因致后日发为惊风，发为痘疹^②等症。"此言凿凿有理，故立其法，婴儿落地之际，必于未啼之前，预先用软帛裹指，挖去口中之血，以清其脏腑之毒，可免他日之患，后宜服驱积丹一剂，无不获效，屡试而屡验矣。

◎ **驱秽丹**

治小儿初生开口第一方。

酒大黄五分，桃仁五粒_(去皮尖，研碎，双仁不用)，当归尾五分，红花三分，生甘草一分，水一钟，煎浓汁至半钟，用新棉花，以手指扎住，蘸药汁放小儿口内，要于生下六时辰以内服完，迟则无用。

如子时生者，午时内服，巳时生者，亥时内服。再初生下时，切不可吃乳，待服药后，解下胎屎如黑漆胶痰，再停半日，手摸儿腹果软柔，方可与乳食。总之小儿初生未曾吃乳，即饿一二日亦饿不坏，将药服尽，可免各种险症，又能稀痘，此保婴儿第一方也。

◎ **开口方**

用核桃仁，口嚼极烂，以稀绢或薄纱，包如小枣大，纳儿口中，任儿自吮其汁，非独和中又能养脏。如无核桃，芝麻亦可，此诚济世之良法也。

【注释】

①百骸：指骨骼。

②痘疹:古医书中的"豆疮""疱疮"等都是痘疹的别名。

初生护养之法

凡小儿初生之时,肌肤尚未能实,只宜用旧絮①护其身,不可太暖,以常见风日,血气始强,故易于长而壮也。乃今世之人则不然,每以新衣新帽、棉衣厚裳护其体,深藏于过暖之所,每居于密室之中,则筋骨软脆,不能见天,每由此致病者多也。若婴儿衣服,亦当随寒凉而加减,勿令小儿出其汗,恐致表虚,风邪易伤其形也。当此之际,婴儿始生,犹如太阳初出一般,一团火气,能受其三分之寒,不可过食一分之饱。即令乳母戒慎②六淫七情之气,使其乳汁清宁,婴儿多食,亦不能致疾。否则阴阳偏胜,诸疾横起于无端,能不为之戒慎欤? 如未病之前,当调治其乳母,已病之后,必须治其婴儿,亦宜兼治乳母,此诚嘉善之法也。

【注释】

①旧絮:泛指粗陋的衣服。

②戒慎:指警惕谨慎。

脐风撮口总括歌

小儿脐风①名不一,胎风②锁肛③吊肠疾,更有卵疝共五般,皆由湿热风相击。口吐白沫手足冷,唇白紫黑气促极,腹大筋青啼哭多,撮口④不乳四肢直,药用宣利使气通,珍珠夺命皆当急。

◎珍珠丸

治小儿急惊风及撮口风，一日一丸，七日七丸。

天南星一钱五分(姜汁炒)，天麻一钱，白附子一钱(面裹煨)，腻粉⑤五分，巴豆霜一钱(炒)，芜荑一钱(炒)，全蝎一钱五分(炒，去尾尖)，滑石一钱五分(水飞)，再加巴豆五分(去油)，面糊为丸，如麻子大，薄荷汤送下。

◎夺命散

治症同前。

赤脚蜈蚣一条(去头足，炙焦)，麝香少许，上为末，猪乳调服。

◎星苏散

治诸风口噤不语。

天南星一钱(略泡，姜炒)，苏叶三分，生姜三片，水煎，入猪胆汁少许，温服。

◎白玉散

治小儿赤游⑥丹毒⑦。

寒水石一两(煅灰存性，水飞)，朴硝一两，青黛三钱，甘草三钱，片姜黄一两，当归一两，柏末三钱，上为细末，用芭蕉根汁加蜜调，以鹅翎扫上，如干再敷。

◎龙脑青金散

治小儿鹅口疮、走马疳、锁口疳⑧。

青黛一钱，硼砂一钱，柏末五分，枯矾五分，雄黄五分，黄丹四分(水飞)，冰片一分，铜绿三分，上为细末，井花水⑨调，敷口内。

◎万金散

治小儿狗癣、疥疮等毒。

寒水石一钱(煅，水飞)，无名异一钱，铜青五分，飞丹五分，水银四分，轻粉三分，苦参一钱，柏末一钱，枯矾七分，明雄黄五分，大枫子一钱(去壳)，上为细末，烛油⑩调，从腹上敷起。

◎无价散

治面上生疮、疥疮、肥疮⑪、耳疳⑫等症。

烟沥^⑬五分，枯矾一钱，铜绿五分，飞丹五分，为细末，香油调搽。

◎刺泡法

治小儿缠^⑭下即死，此法可治。看儿口中前腭上有泡悬，以手指拭破，用帛提捏净便活，若血入喉即死不治。

◎回气法

凡小儿初生欲绝，不能啼者，必因难产，或是冒寒所致，急以帛絮抱裹，抱入怀中，不可剪断脐带，且将胞衣置炭火中烧之，仍作大纸条，蘸清油点着，于脐带上边，往来燎之。儿得火气，由脐入腹，再以热醋汤洗脐带，须臾气回，啼叫如常，方可浴洗，剪断脐带。

◎通便法

小儿初生，大小便不通，腹胀欲绝者，急令妇人以温水漱口，及呵^⑮儿前后心，并脐面、手足心，共七处，凡三五次，取红赤为度，须臾自通，不尔即无生意。

◎囟法

治小儿出胎时，被风吹鼻塞，服药不退，用南星为末，生姜汁调成膏，贴囟上自愈。

又方：治小儿初生，遍身无皮，俱是红肉，宜速以白糯米粉干扑，候皮生乃止。

又方：治小儿生下，遍身如鱼泡，或如水晶，烂则成水，用蜜陀僧研细，干掺，仍服苏合香丸。

◎苏合香丸

治中气或粗暴气逆心痛、鬼魅^⑯恶气诸风等症。

麝香五分，沉香五分，丁香五分，白檀香五分，香附五分(酒炒)，荜拨五分，白术五分(土炒)，诃子五分(煨，去核)，朱砂五分(水飞)，青木香五分，乌犀角五分(水磨汁)，冰片二分五厘，薰陆香^⑰二分五厘，安息香五分，另为末，用无灰酒^⑱一斤半熬膏，苏合香五分入息香膏内，上为细末，和息香膏并炼蜜为丸，作七丸，溶黄蜡包裹，用瓷瓶收贮亦可，每用温水化服一丸。

育婴集

◎除风一字丹

治小儿惊风、脐风等症。

麝香五厘,朱砂五分(水飞),乌梅一个(去核),上为细末,用亲人血数滴,再用钩藤煎汤,服之即愈。

◎益黄散

治小儿撮口、因浴后拭脐、风邪入内等症。

陈皮一钱,青皮五分,诃子五分(去核),丁香五分,炙甘草五分,上为细末,每服一钱五分,生姜三片,水煎服。

【注释】

①脐风:是指以新生儿唇青口撮,牙关紧闭,苦笑面容,全身强直性痉挛抽搐为主要表现的疾病。出自《备急千金要方》卷五。又名风噤、风撮、噤风、马牙风、初生口噤、四六风、七日风。即新生儿破伤风。

②胎风:新生儿之丹毒。胎风指小儿出生后,身热,皮肤红赤,状如烫火伤的一类证候。大多由妊娠时过食辛热,脾胃积热影响胎儿所致。

③锁肛:小儿出生后,由于热毒壅盛,结于肛门,无复滋润,以致肛门特别狭窄。治宜泻热解毒,可选用大黄、槟榔、玄明粉之类。

④撮口:又名撮风、口唇紧缩、口紧、沉唇、唇紧。脐风的三大主症之一。症见唇口收紧、撮如鱼口。多由风痰入络引起,唇口肌肉紧急,难于开合,不能进食或吮乳。多出现于初生小儿所患的脐风、惊风等病。

⑤腻粉:亦名汞粉、轻粉、峭粉。由水银、白矾、食盐合炼而成。辛、苦,性大寒,有毒。

⑥赤游:即赤游风,丹毒的一种。

⑦丹毒:是一皮肤病症,以皮肤突然发红,色如涂丹为主要表现的急性感染性疾病,好发于下肢和面部。

⑧口疳:指小儿疳积日久,阴液亏耗,虚火内炽所引起的口腔黏膜溃疡。

⑨井花水:亦作"井华水",指清晨初汲的水。

⑩烛油:受热而熔化成液态的蜡。

⑪肥疮：是多发生在头部的一种癣，以结黄痂、发秃落为特征,可见于现代医学中的黄癣。

⑫耳疳：是一种以耳内漫肿、流黑色臭脓的耳病,多由湿热内蕴和肝火上扰所致,本病类似慢性化脓性中耳炎。

⑬烟沥：为老法熏硝牛皮过程中,牛皮受热后煏出的油状液体,淋沥于灶面上,日久积累而成的黑褐色胶状物。

⑭纔(cái)：是"才"的异体字。

⑮哑(zǎ)：吮吸。

⑯鬼魅："精魅",乃指鬼神之类,传统医学将其归属于致病因素之一。

⑰薰陆香：乳香。

⑱无灰酒：是指不放石灰的酒。古人在酒内加入石灰以防酒酸,但能聚痰,所以药用需无灰酒。

寒门总括歌

百日胎寒①与脏寒②,中寒③天瘹③疝同看,停伤食积留中脘,吐泻频啼睨乳④千,小腹痛攻心与胃,虚膨满闷两眉攒⑤,吐涎面白啼声细,寒战唇青手足拳⑥,吐出不消纯下白,四肢厥逆夜滋煎,如斯以上皆寒症,万勿因循变病端,汤宜理中加减用,或投几剂七香丸,若能依此为施治,起死回生真不难。

◎小七香丸

治小儿诸寒之症,此总要之剂,其药皆温暖之性,有益于脾胃者,故皆可服之。

香附三钱(酒炒),砂仁二钱(炒),益智仁三钱(炒),陈皮二钱,莪术二钱(醋炒),丁香一钱,甘松一钱五分,上为细末,姜汁糊为丸,如黄黍米大,每服一二十丸,姜汤送下。

◎ 理中汤

治小儿胃寒呕吐、心腹搅痛等症。

人参二三钱(去芦⑦)，白术一二钱(土炒)，干姜一钱至一钱五分(煨)，炙甘草一钱或五分，姜枣水煎，温服。

凡治胎寒、脏寒，手足拳曲、面脸青白、肠鸣、口冷、啼哭、身战、口噤不乳，加木香三分，煨肉桂五分(去皮)，白芍一钱(酒炒)。

凡中寒腹疼、疝气者，从小腹引至心胃、口吐青水、面色青白、手足厥冷者加吴茱萸一钱(泡)，小茴一钱(炒)，川楝子一钱五分(酒炒)，青皮一钱(醋炒)，枳壳一钱(醋炒)。

凡内寒吐泻者、乳汁不消、多吐不出、泻痢青白、小腹作痛者加木香三分，半夏二钱(姜炒)，吐泻甚者加丁香五分。

凡脾胃受寒，饮食少用，即作饱不宜消化加丁香五分，山楂二钱。

凡寒腹胀大，虚膨，青筋内痛，喜食热物加大腹皮一钱五分，槟榔二钱，木香三分。

凡贲豚，疝气，乃肾之积寒，自小肠下，有物如笔管，升上即痛加泽泻一钱五分(盐炒)，青皮一钱，良姜一钱五分，木香四分。

凡呗乳者，口角垂涎，乳食不消化加枳壳一钱五分(炒)，藿香二钱。

凡寒疝夜啼，更尽则腹卧痛，哭多睡少，见火明则已，腰曲额汗，眼中泪出，面黄青赤，渐入盘肠加吴茱萸一钱五分，小茴香一钱(炒)。

凡盘肠天瘹者，身伛偻，气不舒，加砂仁一钱五分(炒)，吴茱萸一钱五分，没药一钱(去油)，水洗葱白，同煎服之。

◎ 调中汤

治小儿伤乳食泻后脾胃虚，哕、吐、泻等症。

人参三钱(去芦)，白术二钱(土炒)，茯苓二钱，干姜一钱五分(炮)，木香三分，藿香二钱，砂仁一钱五分，香附三钱(姜炒)，丁香五分，炙甘草一钱，姜三片，水煎，食前服。

【注释】

①胎寒：指小儿在母胎内感寒所致的症候。亦指孕妇因受寒而产生的一些症候。

②脏寒：指婴儿百日内，出现手足逆冷、唇面微青、额上汗出、不思乳食、腹痛肠鸣、泄泻清水、夜啼等症状。

③天瘹(diào)：又名天钓惊风、天吊惊风。即婴幼儿高热抽搐，属于惊风的范围。

④呎(xiàn)乳：呎又名转奶、噎奶。为哺乳期婴儿常见的病证。《幼科发挥》："呎乳者，小儿无故乳常流出，口角唇边常见，如瓶之漏而水渗出也，即哺露。"为胃气上逆所致。

⑤攒(cuán)：聚。

⑥拳：通"蜷"。屈曲、卷曲。

⑦去芦：人参的根茎。

热门总括歌

小儿生下胎受热，目闭胞浮大便结，湿热熏蒸遍体黄，小便淋沥或见血，满口或疳或赤游，发颐①咽痛重木舌②，胎毒疮疡痛莫言，多啼不乳呻吟剧，诸症皆由壅热为，大连翘饮不虚设，三黄化毒丹可兼，顿令慈母生欢悦。

◎**三黄丸**

治小儿上焦、中焦蕴热之症，皆宜服之。

大黄一两，黄芩一两，黄连四钱，上为细末，凉水为丸，灯心汤送下。

◎**五福化毒丹**

治小儿胎热③蕴热、胎毒口疮等症。

元参五钱，桔梗五钱，人参一钱，青黛一钱，赤茯苓二钱，牙硝二钱(另研)，麝香二分，甘草二钱，共八味，各为细末，蜜为丸，如芡实大，每服一丸，薄荷汤送下。

◎大连翘饮

治三焦积热,大小便不利,目赤目肿,丹毒,口疮,重舌,木舌,眼痛,疮疡,并皆服之。

连翘一钱五分(去心),栀子一钱,当归二钱,牛子一钱五(炒),车前一钱五分,木通一钱,滑石一钱五分,防风一钱,柴胡二钱,黄芩一钱五分,赤芍一钱五分,蝉蜕五个,甘草五分。

胎热者加生地,胎黄者加茵陈,目赤加黄连、羌活,小便涩者加猪苓,大便秘者加大黄、枳壳,大便血者加地榆、槐角、枳壳,小便血者加石莲子、麦冬、生地,丹毒遍体加黄连、犀角,胎毒疮疡加升麻、当归尾,发颐加羌活、白芷,咽痛加桔梗、薄荷、元参,重舌木舌加黄连、犀角、朴硝,弄舌④脾热加石膏。

◎连翘汤

治重舌,心脾经有热。

当归尾二钱,连翘二钱(去心),白芷一钱五分,木通一钱,煨大黄二钱,炙甘草一钱,水煎,温服。

◎藿香栀子汤

治木舌、弄舌,硬不柔和,此脾经之热。

藿香叶一钱,栀子一钱,石膏八分(煅),防风五分,生甘草七分,水煎服。

◎人参安胃散

治小儿弄舌,微露即收,属虚热。

人参一钱,黄芪一钱,白芍七分(酒炒),茯苓五分,陈皮三分,黄连三分(姜炒),生甘草五分,炙甘草五分,生姜引,水煎服。

◎吹鼻散

治小儿两眼肿疼、上焦火盛、暴病赤痛等症。

乳香五分(去油),没药五分(去油),雄黄三分,火硝一分,黄丹一分(水飞),上为细末,吹鼻孔少许,即愈。

◎ 人参黄连散

治小儿心经蕴热,夜啼不已。

人参二钱,黄连二钱(酒炒),竹叶十五个,炙甘草五分,姜三片,水煎服。

◎ 当归散

治小儿夜啼不乳。

人参二钱,当归二钱,生白芍二钱,桔梗一钱,陈皮一钱,甘草四分,生姜引,水煎服。

◎ 加味导赤散

治小儿夜啼,小水⑤不利。

生地二钱,木通一钱,赤芍一钱,赤茯苓一钱五分,薄荷二钱,蝉蜕三个(去前截),栀子一钱,甘草三分,灯心引,水煎服,立愈。

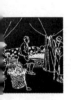

【注释】

①发颐:是指热性病后余毒结聚于颐颔之间的急性化脓性疾病。

②重木舌:即重舌和木舌。重舌心脾之热所致。舌下生小舌,早不治,大舌粗短,小舌长而痛,久必烂,烂则难治。木舌因多食炙爆,或由食滞中宫,心、脾、肺三经积热所致。舌粗紫胀,不能言语。

③胎热:是指新生儿出生后目赤面赤,眼胞浮肿,遍体壮热,口气热,时哭叫,大便赤黄粪稠等症。

④弄舌:舌频频伸出口外,又立即内收或上下左右伸缩不停。状如蛇舐,称为"弄舌",又称"吐舌""舒舌""频恬舌"等。

⑤小水:指小便。

伤风总括歌

伤风贪睡面青黄,呵欠频频热似汤,口吐气来热似火,鼻流清涕嗽生痰,法当解表消痰嗽，加减参苏饮正当，更用抱龙兼锭子，霭时云散日现光。

◎辰砂抱龙丸

专治小儿急慢惊风、慢脾风①、伤寒、伤风、咳嗽生痰、喘急、昏沉、鼻流清涕或吐泻、风暑十种热症，睡中惊悸、瘰疹、斑疮、胎风、胎惊、胎热百病皆治。

天竺黄二钱(嫩白者佳)，胆南星五钱(九转)、朱砂二钱(水飞，一半为衣)，明天麻二钱五分，明雄黄(秋冬一钱五分，春减半，夏一钱)，麝香一分(治痘疹不用)，防风一钱五分，天花粉二钱(有痘疹用，无者不用)，甘草一钱五分，上为细末，蜜为丸，如芡实大，或用雪水为丸尤佳，姜汤或薄荷汤研服。

此实利惊疏风，豁痰清热之圣药，为保婴之首药也。

◎保生锭子

治小儿急慢惊风、风痰壅盛、搐搦等症。

胆南星五钱(九转)，白附子五钱(面裹煨)，辰砂五钱(水飞)，麝香五分(另研)，天麻二钱五分(泡)，防风二钱五分，全蝎二钱五分(去尖)，川羌活二钱五分，蛇含石②二钱(水飞，煅七次)，赤金十三张为衣，上为细末，大米作糊，丸成锭子，一钱重，每用半锭，薄荷汤送下。

◎加味参苏饮

治时常外感风寒，并痘疹前后悉用。

人参二三钱，紫苏一二钱，柴胡一二钱(去芦)，陈皮一钱，枳壳一钱(炒)，前胡二钱，白芷一钱五分，甘草五分，半夏二钱(姜炒)，桔梗二钱，葛根二钱，茯苓一钱五分，青皮一钱，姜三片，葱白二茎，水煎服。

本方用人参当酌量，病者体虚胃寒则用，余症去之，肺热咽不利者加黄芩一钱五分，起发痘者加升麻二钱，痰盛者加胆南星一钱五分(姜炒)，壮热者加黄芩一钱五分，风盛似欲发搐者加防风一钱五分、天麻一钱，项背拘急者加羌活一钱五分，头痛加川芎一钱五分、细辛五分，鼻塞加细辛五分、白芷一钱，咳嗽加麻黄一钱、杏仁一钱五分，痰壅热盛加桑白皮一钱五分、葶苈子一钱，久嗽加杏仁一钱五分、五味子一钱、川贝母一钱五分(去心)，肺虚唇白而嗽、不能接气者加阿胶一钱五分、炒糯米三钱，初时感冒欲令取汗发散者加麻黄一钱、苍术二钱(炒)，春冬感冒伤寒而甚者倍加羌活，风寒已经发散唯热不愈者另用小柴胡汤除去本方。

◎**小柴胡汤**

治日晡发热、寒热往来、郁怒痰疟等症。

柴胡二三钱，半夏一二钱(姜炒)，黄芩一二钱，人参二三钱，茯苓二钱，甘草五七分，姜三片，大枣二枚，水煎服。

◎**加味二陈汤**

治四时感冒伤风，有汗咳嗽等症。

陈皮二分，半夏二钱(姜炒)，茯苓二钱，苏叶一钱，防风一钱五分，炙甘草一钱，姜三片，葱白二寸，水煎服。

◎**十神汤**

治四时感冒风寒，发热，憎寒，头痛，咳嗽，无汗，此药不论内、外两感，皆可发散。

紫苏一钱，葛根一钱，升麻一钱，白芍一钱(酒炒)，麻黄四分，川芎八分，白芷八分，陈皮一钱，香附一钱五分(姜炒)，甘草五分，水二钟，姜三片，煎服。

◎**五虎汤**

治风寒两感、热痰喘急等症。

麻黄七分，细茶八分，杏仁一钱(去皮尖)，石膏一钱五分(煅)，甘草四分，水一钟，生姜三片，大枣一枚，煎服。

【注释】

①慢脾风：即慢惊风的脾肾阳衰证，为虚极之候，阳虚极而生内风。又名脾风、虚风。

②蛇含石：又名蛇黄，即矿物褐铁矿的结核。中医用以入药，有安神镇惊、止血定痛之功效。古人以为是生于蛇腹中之物，或以为是蛇蛰伏时口含之物。

咳嗽皆因风入肺,重则喘急热不退,肺伤于寒嗽多痰,伤于热者声壅滞,寒宜发散热则清,实当泻胃虚补肺,嗽而不已便成痫,痰盛不已惊风至,眼眶紫黑如伤损,嗽而有血难调治,疏风豁痰补泻明,冬花膏子妙神通。

◎冬花膏子

治痰久不止者如神。

款冬花三钱(蜜炙),茯苓二钱五分,杏仁二钱(去皮尖),桑皮二钱(蜜炙),五味子一钱五分,川贝母一钱五分(去心),紫菀一钱五分(蜜炙),乌梅二个,上为细末,蜜为丸,如芡实大,每服一二丸,用姜汤送下。

◎十神汤

方见前伤风门。

◎定喘紫金丹

此方专治喘嗽气急之症,药有大毒,医者量情,审慎用之可也。

淡豆豉一两,人言①一钱,先将豆豉浸四五日已软,研烂,和人言共为细末,丸如绿豆大,每一岁一丸,临卧冷茶送下。

◎疏风化痰丸

治小儿风痰②咳嗽、惊热及喘等症。

半夏一两(姜炒),天南星五钱(姜炒),白附子五钱(面煨),生明矾二钱,上为细末,米糊为丸,如黍米大,外用朱砂为衣,每服一二丸,姜茶送下。

◎礞石滚痰丸

此方非但治痰有功,而利积亦妙,脾虚者勿用。

青礞石一两(煅)，川大黄七钱五分(酒蒸)，黄芩七钱五分，沉香二钱五分，上为细末，凉水为丸，如黍米大，每服一二十丸，白开水送下。

◎豁痰汤

治感冒或惊风，痰盛用之。

天南星二钱(姜炒)，半夏二钱(姜炒)，橘红一钱五分，紫苏一钱五分，黄芩一钱，枳壳一钱五分(炒)，前胡二钱五分，桔梗二钱，杏仁一钱五分(去皮尖)，姜汁、竹沥引，水煎服。

如风涎痰盛者加防风一钱五分，食积面黄少食或多食即饥、皆胃热而化为火、吐出黄色而稠黏者加神曲一钱五分(炒)、麦芽一钱五分(炒)、山楂二钱，热痰是一向热而不已、肺受其热、则吐出成块者加栀子一钱五分(炒)、天花粉二钱，痰结加瓜蒌仁一钱五分(去油)，湿痰加白术二钱(土炒)，寒痰喘而嗽者加麻黄一钱(蜜炙)、干姜一钱。

◎宁嗽润肺丸

止嗽定喘。

桑皮二钱(蜜炙)，麻黄一钱(蜜炙)，杏仁一钱五分(去皮尖，炒)，阿胶一钱五分(蛤粉炒)，款冬花一钱五分(蜜炙)，乌梅二个，粟壳一钱五分(去蒂)，上为细末，蜜为丸，如芡实大，每服二三丸，姜汤送下。

◎加味甘桔汤

治小儿风热上壅、咳嗽多喘、喉中有痰鸣之声、身热腹胀等症。

桔梗二钱，甘草七分，川贝母一钱五分(去心)，苏叶八分，白芥子七分，陈皮一钱，姜三片，水煎服。

◎惺惺散

治小儿伤寒时气③，风热头疼、目眵、多睡、痰嗽喘急或痘疹已出、未出，皆可服之。

人参二钱，白术一钱五分(土炒)，茯苓一钱五分，细辛七分，川芎一钱，桔梗二钱(炒)，甘草五分，上为细末，每服二钱，入薄荷五分，水煎服亦可。

如行天花之时，本方加防风一钱五分、天花粉二钱。

◎ 补肺散

治肺虚恶心、咳嗽、喘急、有痰等症。

阿胶一钱五分（炒），牛蒡子一钱五分（炒），马兜铃一钱五分（蜜炙），杏仁二钱五分（去皮尖），糯米一钱五分，炙甘草一钱，姜二片，水煎服。

◎ 桔梗汤

治小儿干咳无痰、乃是火郁之症。

桔梗二钱，川芎一钱（炒），香附一钱五分（姜炒），栀子一钱五分（炒），前胡二钱五分，川贝母一钱（去心），甘草一钱，姜三片，水煎服。

◎ 胆星天竺丸

治小儿痰涎壅盛，喘嗽不已。

胆南星五钱，天竺黄一钱五分，天麻一钱，半夏二钱五分（姜炒），白附子二钱五分（炮，去皮脐），防风一钱五分，朱砂五分（水飞），上为细末，甘草汤为丸，如芡实大，每服一丸，或薄荷汤、淡姜汤送下。

◎ 加味六君子汤

治小儿脾素虚弱、因卧不起、痰涎不利、发热痰嗽等症。

人参二三钱，白术一二钱（土炒），茯苓二钱，陈皮一钱五分，半夏二钱（姜炒），天南星二钱（姜炒），瓜蒌一钱五分（炒，去油），川贝母一钱五分（去心），炙甘草一钱，姜三片，水煎服。

◎ 天圆膏

治小儿风寒咳嗽、身热不乳等症。

天圆仁④五钱，橘红一钱，荆芥穗五分，上蜜一两，将药末合一处，共熬成膏，任儿自食，姜茶冲服。

【注释】

①人言：即砒霜，因原产信州（今江西上饶），故又有信石，后隐"信"为"人言"。

②风痰:指素有痰疾,因感受风邪或风热拂郁而引发者。开始痰白稀,以后可转黄黏痰,患者怕风,舌苔初起白,后转薄黄。

③时气:具有强烈传染性、流行性的病邪。

④天圆仁:瓜蒌仁。

伤寒总括歌

伤寒六脉皆浮紧,虎口三关纹紫红,发热恶寒腰脊强,头痛吐逆闷烦攻,夹惊卧睡时惊掣,夹食馊酸噫气充,无汗必须微解散,太阳莫使过经凶。

治法用抱龙丸、春用参苏饮、十神汤。三方俱见前伤风门。

育婴集

◎豁痰汤

方见前咳嗽门,后又附加减之法。

如热盛加黄芩一钱五分,咳嗽加半夏二钱、杏仁一钱五分;咽疼加桔梗二钱;发谵加柴胡二钱、黄芩一钱;泄泻加诃子二钱、木香四分;吐逆加姜汁一匙、半夏二钱;项痛加羌活一钱五分、藁本一钱五分;里热甚者,则大便结燥加大黄三钱、枳实二钱;便红者加桃仁二钱。

◎羌活冲和汤

治感冒憎寒壮热、头疼身疼、口渴,此方主之。

羌活一钱,防风一钱,苍术一钱(炒),白芷一钱五分,川芎一钱五分,生地一钱五分,黄芩一钱五分,细辛七分,甘草一钱,水二钟,姜三片,枣一枚,煎八分,热服。

◎解表汤

治足阳明之病、目痛、鼻干、不眠等症。

柴胡二钱,葛根二钱,黄芩一钱五分,白芍一钱五分(酒炒),羌活一钱五分,白芷一钱五分,桔梗二钱,甘草一钱,姜三片,枣二枚,水煎服。

◎黄龙汤

治小儿发热不退，或往来寒热。

柴胡三钱，赤芍一钱五分，黄芩一钱(炒)，炙甘草一钱，姜三片，枣二枚，水煎服。

◎大柴胡汤

治伤寒热邪传里、大便结实、口燥咽干、发狂谵语服之。

大黄三钱，枳实二钱(炒)，黄芩一钱五分，厚朴二钱(姜炒)，柴胡三钱，白芍二钱(酒炒)，甘草一钱，姜三片，水煎服。

◎人参败毒散

治四时伤寒、瘟疫、憎寒壮热、风湿风炫^①、项强身体疼痛，不问大人小儿皆可服之。

人参三钱，茯苓二钱，枳壳一钱五分，甘草一钱，川芎一钱五分，前胡二钱，柴胡三钱，桔梗二钱，独活二钱，川羌活二钱，姜三片，水煎服。

◎柴胡疏肝散

治胁肋疼痛、寒热往来。

陈皮二钱(醋炒)，柴胡二钱，香附三钱(醋炒)，枳壳一钱五分(麸炒)，川芎一钱五分，白芍二钱(酒炒)，甘草一钱，水二钟，煎六分，食前服。

【注释】

①风炫：风眩。因风邪、风痰所致的眩晕。

卷三　杂症门

变蒸总括歌

小儿变蒸古所无，隋唐巢氏始传来，儿在母腹胎若足，体强自然无变蒸，每逢变而生五脏，如遇蒸而养六腑，变蒸轻者五日解，重则七八即可痊，或因伤食合伤风，亦因惊痫遇跌仆，若无寒热表里症，当服调元汤自宁。

◎调元汤

治小儿变蒸不乳、脾胃虚弱、肚腹微热、面黄多啼。

人参一钱五分，山药二钱(炒)，川厚朴一钱(姜炒)，陈皮一钱，藿香一钱，白茯苓一钱五分，炙甘草五分，香附一钱(姜炒)，姜一片，枣一枚，水煎。

◎柴胡清肝散

治小儿变蒸、骨蒸潮热、啼叫不已。

柴胡一钱五分，白芍一钱(酒炒)，黄芩一钱，麦冬一钱五分(去心)，龙胆草七分(酒炒)，防风一钱，人参二钱，炙甘草七分，姜三片，水煎服。

◎太平饮子

治婴儿不过百日内变蒸、身热吐乳。每三日服一剂，可免百病。

人参二钱，升麻三分，白术一钱五分，陈皮五分，茯苓一钱，远志一钱(去心，炒)，石菖蒲一钱，炙甘草五分，姜一片，水煎，不时常服。

热甚生风作急惊,卒然目劄有痰鸣,面青脸赤频牵引,实热凉惊与利惊,金箔镇心羌活散,稀涎更下滚痰汤,搐而不已头多汗,生死还期自晓明。

◎ **抱龙丸**

见前伤风门。

◎ **滚痰丸**

见前咳嗽门。

◎ **金箔镇心丸**

此方药性中和,能截风定搐,化痰,镇心安神,急慢惊风,慢脾,胎惊,天瘹皆治。

雄黄五钱(水飞),朱砂五钱(水飞),僵蚕二十一条(炒,去丝),白附子二钱(去皮脐),天竺黄五钱,胆南星一两,茯神五钱,防风三钱,全蝎十四个(去尾尖),牛黄一钱(另研),麝香一钱(另研),山药三钱(炒),全蝉蜕十四个,冰片三钱,金箔五十张,上为细末,用大米糊为丸,如芡实大,金箔为衣,每服一丸,姜汤研服。

◎ **稀涎散**

治痰壅咽喉,牙关紧闭用此。

猪牙皂角二钱,明矾五钱,上为细末,每用一匙,白汤灌下。

◎ **人参羌活散**

截风定搐,豁痰安神。

柴胡一钱,天麻一钱,人参二钱,地骨皮一钱,川芎一钱,枳壳一钱(炒),茯神一钱五分,羌活一钱五分,桔梗二钱,陈皮一钱,防风一钱,僵蚕一钱五分

育婴集

(炒)，蝉蜕五个，甘草五分，上姜汁一匙、竹沥少许，煎服。

凡痰盛者加南星一钱五分(姜炒)；泻者加诃子一钱、泽泻一钱；大便结加皂角八分；昏迷不省加黄连七分；壮热加黄芩一钱；嗽加杏仁一钱五分；天癎加钩藤一钱五分；心跳①加当归二钱；目连眶瞤动②乃肝风盛也，加青皮一钱、黄连七分；胸膈不宽者加枳实一钱五分。

◎ 搐鼻散

治小儿诸风，昏不知人，发搐直视。

半夏五钱(姜炒)，细辛五钱，荆芥五分，牙皂一钱五分，麝香五厘，上为细末，用纸卷条，以烟熏鼻，取嚏为效。

◎ 吐风一字散

治小儿气实者，无论急慢惊风，皆可用吐法。

全蝎一个(炒)，瓜蒂十个(炒)，赤小豆三十个，上为细末，每岁小儿服一字③，米饮调下，如不吐再服。

◎ 钩藤汤

治小儿发惊搐，目视昏迷不省。

钩藤一钱一分，防风一钱五分，独活一钱五分，天竺黄一钱，羌活一钱，麻黄一钱，升麻五分，龙胆草七分，川芎一钱，蝉蜕五个(去头足)，甘草五分，生姜三片，枣一枚，水煎服。

◎ 清热镇惊汤

治小儿急惊风症。

柴胡一钱五分，钩藤一钱五分，茯神一钱五分，栀子一钱，麦冬二钱，黄连七分，薄荷一钱，木通一钱，龙胆草五分，朱砂五分(另研)，灯心草二十寸，甘草五分，引用竹叶十片，水煎服。

◎ 镇心化痰丸

治小儿急惊风症。

人参二钱，龙齿一钱(煅)，茯苓二钱，防风二钱，牛黄一钱，朱砂一钱，琥珀二钱,全蝎七个(炒),铁粉二钱,上为细末,蜜为丸,如绿豆大,每服一二丸,薄荷汤送下。

◎泻青汤

治小儿急惊风,叫哭不已,目直上视,面青唇紫,乃是肝经实热,宜服此方。

当归一钱,龙胆草五分,川芎一钱,防风八分,羌活一钱,栀子一钱,柴胡一钱五分,钩藤一钱五分,薄荷五分,甘草五分,姜三片,水煎服。

◎南极寿星汤

治小儿急惊,发搐,目直上视,口噤,摇头,天瘹,痰喘等症。

胆南星一钱,白附子一钱(煨),薄荷一钱,川贝母一钱(去心),防风一钱,青黛五分,蝉蜕五个(去头足),甘草一钱,姜三片,水煎服。

【注释】

①心跳:小儿受惊吓后出现痉厥,此时小儿心气受损,真火不安本位,出现面呈赤色、筋惕肉瞤等现象,此处应为"筋跳"。药用当归以养血滋阴,清火安神。

②瞤(shùn)动:肌肉掣动。

③一字:用唐代"开元通宝"钱币(币上有"开元通宝"四字分列四周)抄取药末,填去一字之量。即一钱币的四分之一量。

慢惊慢脾总括歌

过服寒凉大病余,或因吐泻久成之,脾亏胃弱风邪入,脾慢惊腾搐四肢,面色白青身厥冷,痰涎额汗露睛微,或兼下痢中难治,药用温脾与补脾。

◎四磨汤

能行气行痰。

槟榔一钱,木香三分,枳壳一钱(炒),乌药一钱(炒),姜一片,水煎服。

◎醒脾汤

治小儿慢惊、慢脾风症。

人参二钱，白术一钱五分(土炒)，茯苓一钱五分，半夏二钱(姜炒)，厚朴一钱五分(姜炒)，橘红一钱五分，藿香一钱五分，天麻一钱，木香五分，干姜一钱，莲肉二钱(去心)，甘草五分，姜三片，枣二枚，陈米一撮①，水煎服。

言语不出者加石菖蒲一钱五分，泻者加诃子肉二钱，浑身厥冷者加附子一钱五分，发搐者加全蝎三个、蝉蜕五个。

◎缓肝理脾汤

治小儿肝气过盛、脾胃虚弱、慢惊风等症。

人参二钱，白术一钱五分，茯苓一钱五分，桂枝一钱，陈皮一钱，白芍一钱五分(酒炒)，山药二钱(炒)，扁豆二钱(炒)，炙甘草一钱，姜二片，枣二枚，水煎服。

◎回阳固本汤

治小儿慢脾风症。

人参三钱，黄芪二钱(炙)，白术二钱(土炒)，茯苓一钱五分，山药二钱(炒)，肉桂五分(去粗皮)，附子一钱(制)，炙甘草五分，姜二片，枣二枚，水煎服。

◎加味四君子汤

治小儿慢惊，多睡是元气虚弱，宜服补脾散风之药。

人参五分，白术五分(土炒)，茯神五分，白芍三分(酒炒)，木香一分，天麻五分，钩藤五分，炙甘草三分，姜三片，枣一枚，水煎服。

◎附子汤

治小儿慢脾风，四肢厥冷者宜服。

附子二钱(炒黑)，人参一钱，木香五分，白附子一钱(煨)，炙甘草五分，姜三片，水煎服。

◎驱风豁痰汤

治小儿慢惊风。

人参二钱,天南星一钱五分(姜炒),白附子一钱五分(煨),防风一钱,全蝎三个(去尾尖),僵蚕一钱五分(炒),天麻一钱五分,姜三片,水煎服。

【注释】

①一撮(zuǒ):容量单位,古以六粟为一圭,十圭为一撮,也就是六十粟一撮(见《孙子算经》),或以四圭为一撮,见《汉书·律历志上》"量多少者不失圭撮"。按今市制一撮等于一市升的千分之一。

胎惊①总括歌

壮热色红心不宁,四肢抽掣又痰生,时时呕吐身强直,半岁之内胎受惊,又有项间生大块,此名惊风积而成,消痰清热先须理,定魄安神用镇惊。

◎清热镇惊汤

方见前惊风门。

◎安神定魄丸

治小儿胎惊,并治瘟中昏闷等症。

朱砂一钱(水飞),牛黄一分,冰片五厘,上为细末,取猪心血或猪尾血为丸,如绿豆大,每服一丸或二三丸,用新汲水②化开,送下,或灯心汤亦可。

◎人参天麻丸

治小儿胎惊,一切解散风邪,利惊化痰,此丸主之。

人参二钱,天麻二钱,胆南星二钱,朱砂一钱五分(水飞),麝香二分,白附子二钱(煨),茯神二钱(去木),青黛一钱,甘草一钱,上为细末,蜜为丸,如绿豆大,每用钩藤皂角汤化下。

◎安神丸

治小儿胎惊。

人参二钱，茯神二钱（去木），麦冬二钱（去心），山药二钱（炒），冰片一分，龙齿二钱（煅），朱砂五分（水飞），寒水石五分（煅），金箔二张，甘草五分，上为细末，为丸，如豌豆大，每服一丸，灯心汤送下。

◎镇惊丸

治愈后调养之法，宜安心神，养气血，平和之剂。

人参五钱，天南星五钱（姜炒），生地三钱，麦冬三钱（去心），茯神五钱，天竺黄五钱，当归三钱，枣仁三钱（炒），白芍三钱（酒炒），黄连二钱（姜炒），木通二钱，薄荷二钱，栀子二钱（炒），朱砂二钱（水飞），牛黄一钱（另研），龙骨二钱（煅），青黛一钱（另研），上为细末，蜜为丸，如绿豆大，每服三、五丸，姜汤送下。

◎地黄汤

治小儿胎黄③。

生地三钱，赤芍一钱，川芎一钱，当归三钱，泽泻一钱，赤茯苓二钱，猪苓一钱，天花粉二钱，茵陈一钱五分，甘草一钱，水二钟，煎服。

【注释】

①胎惊：新生儿非因脐风而出现惊风症候叫"胎惊"。前人认为孕妇饮食调养失常或精神因素影响胎儿所致。主要表现有惊厥、知觉全失、手足抽动、面部肌肉痉挛等。呈阵发性发作，不发时无异常征象。

②新汲水：指刚刚打出来的井水。

③胎黄：以婴儿出生后皮肤面目出现黄疸为特征，因与胎禀因素有关，故称"胎黄"或"胎疸"。

天瘹总括歌

天瘹原由积热生，涎潮心络又多惊，双眸翻上唇多燥，项强痰鸣手爪青。

◎夺命丹

治小儿天瘹撮口,化痰利膈。

全蝎七个(去尾尖),天南星二钱五分(姜炒),白附子二钱五分(煨),天麻二钱五分,青黛一钱五分,麝香三分,轻粉五分,朱砂一钱(水飞),冰片三分,上为细末,米糊为丸,如绿豆大,每服二三丸,姜汤下。

◎钩藤散

治小儿天瘹潮热,啼叫不乳。

钩藤二钱,犀角一钱(磨汁),人参三钱,天麻一钱五分,全蝎二个(去尾尖),炙甘草七分,姜三片,水煎服。

◎牛黄散

治小儿天瘹。

天竺黄二钱,牛黄一钱,朱砂一钱(水飞),麝香五分,钩藤二钱,全蝎尾九个,上为细末,每服一字,用新汲凉水调服。

◎真人养脏汤

治小儿天瘹,此脏寒之症。

当归三钱,川芎二钱(炒),木香五分,沉香七分,肉桂五分,丁香八分,姜三片,水煎服。

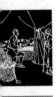

育婴集

▶ 急慢惊风不治歌 ◀

惊风睛定要推求,口噤声焦脉数忧,眼合不开并窜视,面绯面黑手难收,口张吐沫气粗大,发直摇头汗不流,鮕鮐喉鸣兼鼻冷,遗尿泻血并皆休。

凡治诸惊,先要行痰,一见牙关口噤,先将稀涎散用白汤①调一二匙灌服,如口噤不能下咽者,即用笔管中灌入,牙关稍舒,即以鹅翎蘸汁频探喉,得吐风痰,随进滚痰丸,使其痰下降,然后用四磨汤,以行其气,气行则痰亦行,稍得苏

76

醒,以金箔镇心丸、抱龙丸次第服之,如痰盛不得吐,用姜汁竹沥一二匙灌之,又以搐鼻散、捻纸条取嚏,依法而行。如不得嚏,或啼声不出,口噤不省,额汗如珠,遗尿喷药者,决不可治也。

【注释】

① 白汤:指白开水。

吐泻总括歌

小儿吐泻何以分,伤食冷热风所因,肚热脚冷不饮食,日晡潮热往来生,面黄腹痛馊酸吐,泻而不化兼臭腥,急须消导香棱剂,七香丸子妙通灵,冷吐乳汁不消化,多吐少出泻痢清,木香豆蔻真可服,五苓汤散皆能轻,夏月暑泻唇脸红,吐少出多泻如洞①,心烦口渴小便赤,不须加减有神功。

◎ 小七香丸

治吐消积,温胃如神。方见前寒门总括歌。

◎ 香棱丸

此乃消积温脾之圣剂。

川楝子一两(酒炒),小茴香五钱(炒),莪术八钱(醋炒),木香三钱,三棱五钱(醋炒),青皮四钱(醋炒),丁香二钱,枳壳一两(炒),上为细末,醋打面糊为丸,如绿豆大,每服三十九,姜汤送下。

◎ 木香豆蔻丸

此方专治吐泻。

诃子肉四两(煨),干姜二两(煨),木香五钱(煨),肉豆蔻一两五钱(煨),川黄连五钱,吴茱萸(炒),白扁豆二两(炒),上为细末,姜汁为丸,如桐子大,每服一二十九，姜汤送下。

◎ 加减五苓散

此方分理阴阳。

白术三钱，茯苓二钱(土炒)，猪苓一钱，泽泻一钱，肉桂三分(去粗皮)，姜三片，枣二枚，水煎服。

吐泻并作加藿香一钱五分、苍术二钱(炒)；寒吐寒泻则乳汁不消，下利青白腹疼加干姜一钱(煨)；腹痛加白芍二钱(酒炒)；热吐热泻，则吐利黄水，泻下如洞加黄连七分(姜炒)、黄芩一钱五分；久泻加诃子一钱五分、肉豆蔻一钱；久吐加丁香七分；宿食不消、馊酸腥臭加山楂二钱、神曲二钱、麦芽一钱五分、枳壳一钱五分；伤食甚者加槟榔二钱，草果一钱五分；小便不利加滑石一钱五分；吐泻久而成虚渴者加人参三钱、麦冬二钱、天花粉二钱；脾胃受湿倍加白术三钱、半夏二钱；饮食不进加益智仁二钱、大腹皮一钱五分；虚胀加莱菔子一钱五分、大腹皮一钱五分；胃口作痛加草豆蔻一钱五分、木香三分、山楂二钱；胸膈膨闷加枳壳一钱五分；饮食不易消加枳实二钱；小便自利去猪苓；生痰去肉桂，加橘红一钱五分；夏月暑泻甚者加黄连七分、白扁豆三钱；小腹痛加吴茱萸二钱(盐炒)；胃气不足加人参三钱、炒黄米五钱、煨白芍一钱五分。

◎ 和胃汤

治内伤吐逆，不进饮食。

陈皮一钱五分，香附二钱(姜炒)，厚朴二钱(姜炒)，苍术二钱(炒)，藿香一钱五分，半夏二钱(姜炒)，砂仁一钱五分(炒)，炙甘草五分，姜三片，水煎服。

◎ 调中汤

治小儿伤乳食吐泻。

陈皮一钱，砂仁一钱(炒)，建曲一钱五分，炙甘草五分，香附一钱(姜炒)，麦芽一钱五分(炒)，姜一片，水煎服。

◎ 三棱丸

治伤食作吐。

育婴集

陈皮一钱五分,半夏二钱(姜炒),建曲二钱,枳实一钱五分(炒),丁香三分,三棱一钱五分(醋炒),黄连一钱(姜炒),姜三片,水煎服。

◎全生丸

治小儿遇惊作吐。

天麻二钱,半夏三钱(姜炒),丁香一钱五分,白芷一钱五分,全蝎十五个(去毒),陈皮一钱五分,上为细末,枣肉为丸,如粟米大,每服七丸,姜汤送下。

◎加味二陈汤

治小儿痰饮作吐。

陈皮一钱五分(姜炒),半夏二钱(姜炒),茯苓二钱,藿香一钱五分,砂仁一钱五分(炒),炙甘草五分,姜三片,水煎服。

◎加味理中汤

治小儿口吐清涎,面白唇青,吐虫。

人参二钱,白术一钱五分(土炒),干姜一钱,乌梅肉一钱五分,川椒一分(炒),炙甘草七分,姜三片,水煎服。

◎加味四君子汤

治小儿脾虚胃寒作吐。

人参三钱,白术二钱(土炒),茯苓二钱,丁香一钱,藿香二钱,炙甘草七分,姜三片,水煎服。

◎止泻汤

治小儿脾湿伤食作泻。

陈皮二钱,白术一钱五分(土炒),苍术二钱(炒),茯苓二钱,砂仁一钱(炒),炙甘草一钱,姜三片,水煎服。

◎人参养胃丸

治小儿胃寒作泻,饮食不化。

人参三钱,白术二钱(土炒),茯苓二钱,肉豆蔻一钱五分(煨),丁香一钱,山药三钱(炒),砂仁一钱五分(炒),陈皮二钱,木香一钱,炙甘草一钱,上为细末,姜汁为丸,如小绿豆大,每服三十丸,姜汤下。

◎**四苓散**

治小儿热泻。

白术三钱(土炒),茯苓二钱,猪苓二钱,泽泻一钱五分,姜三片,水煎服。

◎**补脾利水汤**

治小儿上吐下泻。

白术三钱(土炒),藿香二钱,白芍一钱五分(酒炒),车前子三钱,甘草五分,茯苓二钱,姜三片,水煎服。

◎**补脾安神丸**

治小儿受惊成泻。

人参三钱,白术三钱(土炒),茯苓三钱,钩藤一钱五分,薄荷一钱五分,建莲肉三钱(去心),朱砂五分,炙甘草一钱,上为细末,姜汁为丸,如绿豆大,每服二十丸,灯心汤送下。

◎**和气饮**

治小儿脐腹先痛后泻。

陈皮二钱,厚朴二钱(姜炒),紫苏二钱,藿香二钱,苍术二钱(炒),茯苓二钱,炙甘草一钱,姜三片,水煎服。

◎**人参白术散**

治小儿脾虚作泻。

人参二钱,白术二钱(土炒),茯苓一钱五分,莲肉一钱五分(去心),陈皮一钱,扁豆三钱(土炒),砂仁一钱(炒),炙甘草一钱,姜三片,水煎服。

◎**四神丸**

治小儿五更肚泻。

故子二两,肉豆蔻一两(煨),五味子一两,吴茱萸五钱(炒),上为细末,姜汁、枣肉为丸,每服一钱,清米饮送下。

◎**胃苓汤**

治小儿水泻不止。

苍术三钱(炒)，厚朴二钱(姜炒)，白术三钱(土炒)，茯苓二钱，猪苓一钱五分，泽泻一钱五分，陈皮二钱，炙甘草一钱，姜三片，枣二枚，水煎服。

【注释】

①洞：《说文》中说"洞，疾流也"。此处指洞泄。

吐泻不治歌

唇红作渴肚如石，神脱口开浑不食，汗流作喘腹常鸣，面色昏沉齿露黑，脉洪身热吐蛔虫，鱼口鸦声并气急，吐痢不止常脱肛，吃下药物随时出，有药不投定归冥，良医一见须抛掷。

疟疾总括歌

小儿疟疾因食多，邪正交攻寒热逼，截之太早反不良，初起清脾饮消食，次进截疟不二汤，神功一服如金石①。

◎**清脾饮**

此药能消导宿食、和顺阴阳、散风化痰等症。

青皮一钱五分，苍术一钱五分(炒)，厚朴一钱(姜炒)，陈皮一钱五分，茯苓二钱，甘草一钱，半夏二钱(姜炒)，柴胡一钱五分，草果二钱(炒)，枳壳一钱五分(炒)，川芎一钱，香附二钱(姜炒)，紫苏一钱五分，黄芩一钱五分，姜三片，煎。

◎**截疟不二饮**

治疟疾发四五次，然后可服此药。

槟榔二钱,草果仁二钱(炒),知母二钱,贝母一钱五分(去心),陈皮一钱五分,枳壳一钱五分(炒),苍术二钱(炒),半夏二钱(姜炒),柴胡二钱,常山一钱五分(醋炒),乌梅二个,水酒各半,生姜三片,煎半盏,露一宿,明早温服。

◎桂枝桃仁汤

治夜疟②不止。

桂枝二钱,桃仁一钱五分(去皮尖,炒),乌梅二个,广陈皮一钱,麻黄一钱,甘草一钱,姜三片,水煎服。

◎柴平汤

治湿疟③寒多热少,身体疼痛。

柴胡二钱,人参一钱五分,半夏二钱(姜炒),黄芩一钱,陈皮一钱五分,厚朴二钱(姜炒),甘草一钱,苍术二钱(炒),姜三片,枣二枚,水煎服。

◎常山饮

治疟疾发散不愈,渐成痨瘵④。

常山二钱,知母二钱,乌梅肉二钱,良姜一钱,陈皮一钱五分,草果仁二钱,炙甘草一钱,姜三片,枣二枚,水煎服。

◎七宝饮

治久疟不愈,腹内有块,名为疟母⑤。

川芎一钱五分,生地一钱五分,白芍一钱五分(酒炒),黄芩一钱五分(酒炒),半夏一钱五分(姜炒),陈皮一钱,甘草五分,鳖甲末一钱五分,姜三片,水煎服。

◎人参养胃汤

治内外两感风寒等疟。

人参五分,半夏八分(姜炒),茯苓五分,橘红八分,草果仁五分,藿香五分,苍术一钱(炒),厚朴八分(姜炒),炙甘草三分,乌梅一个,姜三片,水煎服。

◎截疟金丹

此药不论寒热有无,皆可服之。

人参五钱,陈皮三钱,黄丹一两(水飞),用独蒜一个,捣糊为丸,如樱桃大,每服三丸,发日早面向东服,无根水⑥送下。

【注释】

①金石:指古代丹药。

②夜疟:发于夜间的疟疾,又称鬼疟。

③湿疟:此种疟疾是久受阴湿,湿邪伏于体内,因触冒风寒而诱发。其临床表现有恶寒而不甚热、汗出、一身尽痛、四肢沉重、呕逆脘闷、脉缓等症。

④痨瘵:病名。是一种临床以肌肉削瘦,睡中盗汗,午后发热,烦躁咳嗽,倦怠无力,饮食少进,痰涎带血,咯唾吐衄为特征的慢性精血耗竭的虚损性疾患。

⑤疟母:疟疾久延不愈,致气血亏损,瘀血结于胁下,并出现痞块,名为疟母,类似久疟后脾脏肿大的病症。

⑥无根水:也叫天水,泛指天上落下的雨、雪、霜、露等,是古代服药时常用的一种药引或制药时用的材料。用于服药时送药物咽下,或调制解痈肿毒的敷药等。

疟疾经久不治歌

荏苒经旬疟不除,更加泻痢闷如痴,蒸蒸作热浑身瘦,肚大筋青鼻似煤,饮食未尝入口腹,囟门下陷项常垂,生痰喘急时加嗽,总有良工不可医。

痢疾总括歌

向因积久多成痢,湿热肥甘滞所为,或赤或黄或下白,要分气血属何之,从前导气汤先用,次后香连养脏施,噤口刮肠①当介意,平调脏腑治须知。

◎**导气汤**

治痢疾初起,先进此药,推去宿滞,然后调和脏腑。

槟榔一钱五分,枳壳一钱五分(炒),川黄连八分,甘草一钱,白芍二钱(酒炒),厚朴二钱(姜炒),升麻五分,山楂三钱,建曲二钱,川大黄二钱,姜三片,水煎服。

◎香连丸

诸痢皆可服之。

川黄连二两(用吴茱萸炒一两,去吴茱萸炒一两),木香五钱,上为细末,用神曲糊为丸,如绿豆大,每服二三十九,姜汤下。

◎养脏汤

此药平调脏腑,去积和中。

白术二钱(土炒),厚朴二钱(姜炒),陈皮一钱五分,槟榔一钱五分,茯苓一钱五分,甘草一钱,枳壳一钱五分(麸炒),木香五分,川黄连一钱(姜炒),白芍三钱,莲肉三钱(炒,去心),诃子肉一钱五分(煨),姜三片,大枣二枚,水煎服。

红痢加当归三钱、地榆一钱五分、乌梅二个;白痢加干姜一钱;赤白相兼加当归三钱、干姜一钱;纯红加当归、生地各三钱,地榆、黄芩各一钱五分;腹疼加白芍三钱、木香五分;久痢加粟壳一钱五分(蜜炙);噤口痢加石莲子、老仓米各三钱;干呕加藿香二钱;发热加柴胡、知母各二钱;元气下陷加人参三钱、柴胡一钱五分;胸膈不宽加砂仁一钱五分;作渴加麦冬三钱、五味一钱五分、天花粉二钱;里急后重加木香五分、枳壳二钱;小便不利加滑石一钱五分、泽泻一钱五分、猪苓一钱五分。

◎戊己丸

治脾胃受湿、泻痢不止、米谷不化、脐腹刺痛等症。

川黄连五两,吴茱萸三两(汤泡),生白芍三两,共为细末,面糊为丸,如梧桐子大,每服二三十九,食前米汤送下。

◎当归芍药汤

治时行[②]热痢。

当归三钱,生白芍三钱,川黄连一钱,大黄三钱,黄芩一钱五分,木香五分,槟榔二钱,肉桂五分,甘草一钱,姜三片,水煎服。

◎归连汤

治热毒下血,痢久不已。

当归三钱,川黄连三钱,乌梅肉五个,姜三片,水煎服。

又方,用鸡蛋一个,醋煮熟,空腹食之,治久痢赤白。

◎人参黄连汤

治热毒冲胃不思饮食,舌赤唇红,欲饮凉水,此名噤口痢症。

人参五钱,川黄连一钱五分(姜汁炒),石莲子三钱(去壳),姜三片,水煎服。

◎补中益气汤

治小儿患痢脱肛,色赤兼痛。

人参三钱,白术二钱(土炒),炙黄芪三钱,当归身三钱(土炒),陈皮一钱五分(土炒),升麻七分,柴胡七分,炙甘草一钱,姜三片,大枣二枚,水煎服。

【注释】

①刮肠:粪便排出黏稠物,似从肠中刮出。小儿刮肠痢疾(噤口闭目)。

②时行:又名时气,为感冒四时不正之气所致的流行性疾病。冬季感受不正之气,至春而发的疾病。伤寒、温疫的俗称。

痢疾不治歌

粪门如洞脉洪数,发热不食兼作渴,泻下浑如烂鱼脑,豆汁污水交相错,汗出如油啼不休,肚腹疼痛阴囊缩,或如痈脓鸡子臭,有药莫投修棺椁。

疳积总括歌

骨蒸头焦五脏疳,胸烦盗汗发毛干,肚高脚细牙黑烂,遍体生疮泻痢兼,好吃泥土生米谷,炭茶葱菜任皆飡,五疳消积肥儿剂,脱甲同投便见安。

◎五疳消积散(一名保童丸)

此药能消疳化虫。

三棱五钱(醋炒),莪术五钱(醋炒),建曲二两,大麦芽二两(炒),山楂肉二两,使君子二两(去壳),槟榔一两,川楝子一两(去核),雄黑豆一两,陈皮四两,上为细末,面糊为丸,如绿豆大,每服三十丸,米饮送下。

◎芦荟肥儿丸

此药能消疳理脾。

胡黄连三钱,芦荟三钱,麦芽三钱(炒),白芜荑三钱,使君子五钱(去皮),木香三钱,川黄连三钱,槟榔五钱,建曲五钱,肉豆蔻四钱(煨,去油),白术三两(土炒),茯苓三两,地骨皮二钱,龙胆草二钱,青皮一钱五分,虚弱者加人参五钱,上为细末,面糊为丸,如黍米大,每服四十五丸,姜汤送下。

◎脱甲散

专治骨蒸晡热[①]、五疳羸瘦等症,及夹惊、夹食、伤风、伤寒、伤暑、伤积、大小便秘塞、发渴、发热等症。

柴胡二钱,当归三钱,茯苓二钱,人参三钱,川芎一钱五,麻黄一钱五分,知母二钱,甘草五分,葱白连须二茎,水煎服。

上十味,知母、当归顺正阴阳,人参、甘草和脾益胃,柴胡、川芎祛寒邪,茯苓、龙胆草[②]生津止渴,麻黄去根留节,功全表里,惊疳之候,用立见效。

◎消疳芜荑汤

治小儿脾疳,发热作渴,大便不调,发黄脱落,面色黑暗,鼻下生疮,能乳吃土等症。

芜荑五分,栀子五分,当归四分,白术一钱(土炒),茯苓四分,柴胡三分,麻黄三分,羌活三分,防风二分,黄连二分,黄柏二分,炙甘草二分,姜三片,水煎服。

◎ 生熟地黄汤

治疳眼[③]，闭合不开。

生地三钱五分，熟地三钱，川芎一钱，赤茯苓一钱五分，枳壳一钱五分(炒)，杏仁一钱五分(去皮尖，炒)，川黄连一钱五分，半夏曲二钱，天麻一钱五分，地骨皮一钱五分，炙甘草一钱，姜五片，黑豆十五粒，水煎服。

◎ 清热和中汤

治小儿疳泻[④]之病，因积热伤脾，以致水谷不分，法当清热渗湿，宜和中汤主之。

白术二钱(土炒)，陈皮一钱，厚朴一钱五分(姜炒)，赤茯苓一钱五分，川黄连一钱，建曲二钱，谷芽一钱五分(炒)，使君子肉二钱，泽泻一钱五分，甘草一钱，水二钟，灯心二十寸，煎服。

◎ 五皮散

治小儿疳肿[⑤]，状若鱼胞，面黄腹大等症。

生桑皮一钱五分，茯苓皮一钱五分，地骨皮一钱五分，草果皮二钱，藿香二钱，大腹皮一钱五分，桔梗二钱，陈皮一钱五分，甘草一钱，姜皮三钱，水煎服。

◎ 莪术消疳饮

治小儿疳肿腹胀。

莪术一钱五分(醋制)，槟榔二钱，陈皮一钱五分，青皮一钱五分，二丑一钱五分(炒)，赤茯苓二钱，五灵脂一钱五分(炒)，木香五分，莱菔子二钱(炒)，紫苏一钱五分，姜三片，水煎服。

◎ 香连导滞汤

治小儿疳痢[⑥]。

木香五分，川黄连一钱，厚朴一钱五分(姜炒)，槟榔二钱，夜明沙一钱五分(炒)，诃子肉一钱五分，甘草一钱，姜三片，水煎服。

【注释】

①晡热:又称日晡潮热,是指发病按时而至,一日一次,按时而发,按时而止,如潮水按时来潮一样。下午3～5时(即申时)热势较高。常见于阳明腑实证,故亦称阳明潮热。

②龙胆草:所列脱甲散中九味,但后边解释中写道"十味",下文解释了"龙胆草"的作用,应该是上方中漏写了"龙胆草"。

③疳眼:病名,指小儿疳积诱发眼疾。

④疳泻:出自宋代杨士瀛《仁斋小儿方论》"疳泻者,毛干唇白,额上青纹,肚胀肠鸣,泄下糟粕是尔"。

⑤疳肿:即疳肿胀,为病证名。是指兼见浮肿腹胀的疳证。

⑥疳痢:出自《颅囟方》。指小儿疳疾合并痢疾。症见疳疾,伴有腹痛、里急后重、下痢脓血等。多因饮食不洁、寒温失调所致。

育婴集

卷四　杂症门

◎柴胡清肝饮

治小儿肝疳,眼多眵泪,隐涩难开。

柴胡一钱五分,生地二钱,栀子一钱,赤芍一钱,胡黄连一钱,青皮一钱,龙胆草一钱,连翘一钱五分,甘草五分,上水一钟,灯心十五寸,水煎服。

◎龙胆芦荟丸

治小儿疳热。

龙胆草二钱,芦荟二钱(炒),木香一钱,人参二钱,使君子二钱,蚵蚾①二钱(酥炙),麦芽二钱(炒),槟榔三钱,川黄连三钱,白芜荑三钱(炒),胡黄连五钱,上为细末,猪胆汁为丸,如黍米大,每服三四十丸,米汤送下。

◎八宝珍珠散

治小儿心疳,面红、目赤、咬牙、弄舌等症。

天竺黄二钱,牛黄五分,珍珠四分,雄黄八分,茯神三钱,麦冬三钱(去心),金箔十五张,胡黄连一钱五分,当归一钱五分,羚羊角一钱,大黄一钱五分,犀角一钱,朱砂一钱,上为细末,每服三五丸,灯心薄荷汤调服。

◎甘露饮

治小儿肺疳,面白、气逆、咳嗽、毛发枯焦等症。

生地三钱,熟地三钱,天冬二钱(去心),麦冬二钱(去心),枳壳一钱五分(炒),桔梗二钱,枇杷叶一钱五分(去毛,蜜炙),茵陈一钱五分,石斛二钱(去根),大枣二枚,水煎服。

◎补肺散

方见前咳嗽门。

◎九味地黄丸

治小儿肾疳,鹤膝、齿迟、行迟、肾气不足等症。

熟地五钱,山萸肉五钱,山药三钱(炒),赤茯苓三钱,泽泻一钱,丹皮二钱,当归三钱,川楝子三钱(炒),使君子肉三钱,上为细末,蜜为丸,如芡实大,每服三十丸,白滚水送下。

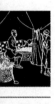

◎龙脑丸

治小儿脑疳[②]，素受风热、乳哺未调、毛焦、结发、腮囟肿硬等症。

冰片五分，麝香三分，雄黄一钱，胡黄连一钱五分，牛黄五分，朱砂八分(水飞)，芦荟一钱五分(炒)，干虾蟆[③]二钱(烧灰)，上为细末，猪胆汁为丸，如麻子大，每服三丸，薄荷汤送下。

◎羊肝散

治小儿眼疳，痒涩赤烂、眼胞肿疼、云翳遮睛、羞明闭目等症。

青羊肝[④]一具(去筋膜，切作薄片)，人参三钱，川羌活二钱，木贼草一钱五分，槟榔二钱，白蒺藜一钱五分(炒，杵去刺)，白术三钱(土炒)，蝉蜕十个(去头、足)，蛤粉一钱五分，上为细末，将药置荷叶上一层，铺肝一层，洒药层层如是，外以青布包裹，蒸熟，任儿自食，如不能食，即晒干为末，早晚服之，用白滚水调服。

◎九味芦荟丸

治小儿肝脾疳积，发热体瘦，作渴、大便不调、瘰疬结核、牙腮蚀烂等症。

胡黄连一两，川黄连一两，芦荟一两(炒)，白芜荑一两(炒)，木香五钱，白雷丸[⑤]一两(破烂赤者不用)，青皮五钱，鹤虱一两(炒)，麝香一钱(另研)，上为细末，面糊为丸，如麻子大，每服一钱，空心白茶送下。

◎黄连丸

治小儿疳劳。

川黄连五钱，石莲子二钱(去壳)，天花粉二钱，杏仁二钱(去皮尖，炒)，乌梅肉二钱，上为细末，用牛胆汁为丸，如麻子大，每服一钱，姜蜜汤送下。

◎使君子丸

治五疳蛔虫，脾胃不和，心腹膨胀，不时常痛，肌肤渐瘦。

使君子肉一两，橘红二钱，白芍二钱(酒炒)，川芎一钱五分，川厚朴二钱(姜汁炒)，甘草一钱，上为细末，蜜丸如桐子大，每服二三十丸，米汤研服。

◎鼻疳散

治小儿鼻疳，赤烂。

青黛一两,麝香一分,轻粉三分,熊胆二分,上为细末,干贴。

◎消疳芜荑汤

治小儿牙疳,因毒热攻胃,齿肉赤烂、疼痛、口臭、牙枯脱落、穿腮蚀唇势最危急者,莫如此症。

大黄三钱,白芜荑二钱(炒),芦荟二钱(炒),川黄连一钱,雄黄五分(水飞),胡黄连一钱,芒硝一钱五分,黄芩一钱五分,水二钟,煎服。

◎牙疳散

治满口赤烂,臭不可闻,宜敷此药。

铜青⑥三分,胆矾⑦五分,人中白⑧一钱(煅),青黛五分,槟榔一钱,五倍子一钱(炒黑),冰片二分,麝香一分,上为细末,先用清水将牙床洗净后,再敷此散。

育婴集

【注释】

①蚵蚾 (kē bǒ):动物名,蟾蜍类。明代刘基《郁离子·鲁般》:"蟾蜍游于涣㴲之泽,蚵蚾以其族见,喜其类已也,欲与俱入月。"一说,蟾蜍的别名。见明代李时珍《本草纲目·虫四·蟾蜍》。

②脑疳:病证名。出自《颅囟经》。指疳疾患儿头部生疮,兼见毛发焦枯如穗,甚至脱落光秃,鼻干,心烦,疲倦,困睡,目睛无神,腮肿囟凸,身热汗出不解等症。多因气血不足,或风毒侵袭所致。

③干虾蟆(má):蟾蜍的一种。

④青羊肝:是指偶蹄目牛科青羊的肝。

⑤白雷丸:腐生菌类,野生于竹林下,生长于竹根上或老竹兜下。微苦,寒。归胃、大肠经,杀虫消积,用于治疗绦虫病、钩虫病、蛔虫病,虫积腹痛,小儿疳积。

⑥铜青:亦名铜绿,即铜器上所生的绿色物。常用醋制铜使其生绿,收取晒干入药。

⑦胆矾:五水硫酸铜,也被称作硫酸铜晶体,具有催吐、祛腐、解毒功效。治疗风痰壅塞、喉痹、癫痫、牙疳、口疮、烂弦风眼、痔疮、肿毒等症,有一定的副作用。

⑧人中白:为健康人尿自然沉淀的固体物。

疳积不治歌

肝极丁奚①哺露②时,腹膨脐突面黄羸,吐虫泻臭头开解,鹤膝伶仃总莫医。

【注释】

①丁奚:小儿黄瘦腹大的病证。《诸病源候论》卷四十七:"小儿丁奚病者,由哺食过度,而脾胃尚弱,不能消磨故也。哺食不消,则水谷之精减损,无以荣其气血,致肌肉消瘠,其病腹大颈小黄瘦是也。"小儿病腿不能行,膝大胫小,因吐泻久不瘥或风冷伤肾所致。

②哺露:小儿因胃弱而呕吐的病症。

伤食总括歌

食因停滞在胸中,乳积恐惊气所肿,腹痛面黄晡作热,尪羸①烦渴泻流通,饮食不化酸腥吐,覆卧滋煎两目红,急用香棱消食剂,莫教日久致投空。

◎香棱丸

方见前吐泻门。

◎加减流气饮

此药专治胸膈痞塞,气不升降,喘急不安,积聚沉滞,浑身发热,不思饮食,噫气吞酸或秘或痢等症。

木香五分,枳实一钱五分(麸炒),莪术一钱(醋炒),陈皮一钱五分,青皮一钱(醋炒),三棱一钱(醋炒),槟榔一钱五分,苍术二钱(炒),草果仁一钱五分(炒,研),

大腹皮一钱五分,姜三片,水煎服。

大便秘者加大黄二钱;身热加柴胡二钱;内热加黄连七分(姜炒);胃口作痛加益智仁一钱五分(炒)、草豆蔻一钱五分(炒,研);腹胀小便不利加桑皮一钱五分、苏叶一钱;呕吐加藿香二钱、半夏二钱(姜炒);伤冷积滞加干姜一钱、肉桂五分或加砂仁一钱五分(炒,研),同煎亦可。

◎太和汤

治伤食,肚腹胀痛,外感风寒,头痛发热等症。

苍术二钱(炒),厚朴一钱五分(姜汁炒),陈皮一钱,香附二钱姜(炒),羌活一钱,建曲二钱,大麦芽一钱五分(炒),山楂肉三钱,枳壳一钱五分(炒),川芎一钱五分,甘草五分,姜三片,水煎服。

◎五珠散

此药消食健脾,止泻止吐,消疳消胀,兼能化虫,和脾养胃。

薏米三钱(炒),白扁豆三钱(炒),建曲二钱,麦芽一钱五分(炒),砂仁一钱五分(炒),莲肉二钱(去心,炒),茯苓二钱,肉豆蔻一钱五分(煨),使君子肉一钱五分,陈皮一钱,上为细末,用鸡蛋一个,头上开一孔,将清倒出,入药面五七分搅匀,用面包裹,煨熟,任儿自食,每日食鸡蛋一个,不但强体有功,又能免生诸疾。

◎保和丸

治饮食停滞、胸膈痞闷、腹胀肠鸣等症。

陈皮一两,半夏一两(姜汁炒),茯苓一两,山楂肉三两(蒸晒),建曲一两,连翘五钱(去心),莱菔子五钱(炒),大麦芽一两(炒),上为细末,米汤为丸,如小绿豆大,每服二三十丸,姜汤送下。

◎消食丸

治乳食过多,胃气不能消化。

陈皮五钱,建曲五钱,麦芽五钱(炒),砂仁五钱(炒),三棱五钱(醋炒),莪术五钱(醋炒),香附一两(姜炒),半夏五钱(姜炒),茯苓五钱,上为细末,凉水为丸,如麻子大,每服一钱,姜汤送下。

◎神应启脾丸

治脾虚伤食,肚腹膨胀。

人参一两,白术一两(土炒),茯苓一两,山药一两(炒),莲肉一两(去心,炒),山楂肉五钱(去核),陈皮五钱,泽泻五钱,甘草三钱,上为细末,蜜丸如绿豆大,每服二三十丸,米汤送下。

【注释】

①尪羸(wāng léi):指瘦弱之人。

脾胃总括歌

脾属阴兮胃属阳,一身墙壁作中央,土生万物顺和畅,一有亏兮杂病添,或吐或膨常泄泻,或烦或渴不加食,当吞助胃温脾药,生冷休贪便见安。

◎助胃膏

治脾胃不和、或吐或泻、饮食少进、面黄唇白、虚烦作渴等症。

白术一两(土炒),茯苓一两,莲肉一两(去心,炒),山药一两(炒),木香三钱(煨),干姜三钱,肉豆蔻四钱(煨),诃子肉四钱(煨),建曲五钱,麦芽五钱(炒),人参四钱,砂仁四钱(炒),白蔻仁一钱,陈皮五钱,炙甘草三钱,上为细末,蜜丸如芡实大,每服一钱,白茶研服。

◎人参养胃汤

治脾胃不和,不思饮食。

苍术二钱(炒),厚朴二钱(姜炒),陈皮一钱五分,茯苓一钱五分,半夏二钱

（姜炒），白芍二钱(酒炒)，人参三钱，白术三钱(土炒)，炙甘草一钱，姜三片，大枣二枚，水煎服。呕吐加藿香二钱、木香五分；泻加肉豆蔻一钱(煨)、诃子肉一钱(煨)；腹胀加枳壳一钱五分(麸炒)、大腹皮一钱五分；不思饮食加益智仁二钱(炒)。

◎调胃白术散

治脾胃不和、腹胀泄泻、身面浮肿等症。

白术二钱(土炒)，茯苓二钱，陈皮一钱，白芍二钱五分(酒炒)，泽泻一钱，槟榔一钱五分，木香三分(煨)，姜三片，水煎，食远服①。

◎参术健脾汤

治脾虚兼滞胀满。

人参二钱，茯苓一钱五分，陈皮一钱五分，半夏二钱(姜炒)，砂仁一钱五分(炒研)，厚朴二钱(姜炒)，白术二钱(土炒)，建曲二钱，炙甘草五分，姜三片，水煎服。

◎调气平胃散

治胃气不和，胀满腹痛。

苍术二钱(炒)，厚朴一钱五分(姜炒)，半夏二钱(姜炒)，陈皮一钱，藿香一钱五分，砂仁一钱五分(炒,研)，乌药一钱五分，炙甘草一钱，姜三片，水煎服。

◎藿香安胃散

治脾胃虚弱，不能进食。

藿香二钱，人参二钱，陈皮一钱五分，丁香五分，茯苓二钱，厚朴一钱五分(姜炒)，炙甘草一钱，姜三片，水煎服。

◎补脾汤

治脾胃虚寒，泄泻腹满。

人参二钱，白术二钱(土炒)，茯苓一钱五分，厚朴一钱五分(姜炒)，陈皮一钱，干姜一钱，草果仁一钱(炒,研)，麦芽一钱五分(炒)，炙甘草五分，姜三片，水煎服。

育婴集

96

【注释】

①食远服:离正常进食较远时服药。

肿胀总括歌

　　小儿肿胀脾家湿,脏腑气虚即成积,或因停积于胃中,或因疟痢虚而得,疳气痞块或血虚,饮食饥饱皆为积。医人审察盛与衰,分气补虚不可失,有积当与渐消之,固本正标方是的,阴囊无缝掌无纹,脐突如李面黧黑,唇焦口燥脉不来,有药莫投徒用力。

◎分气饮

　　治四肢浮肿,气喘短急。

　　桔梗三钱,茯苓三钱,陈皮二钱,桑皮二钱,枳壳一钱五分(麸炒),木瓜二钱,大腹皮一钱五分,草果仁二钱(炒,研),半夏二钱(姜炒),苏子一钱(炒,研),木通一钱,木香五分,姜三片,水煎服。

　　小儿便不利加猪苓、泽泻各一钱五分;肚泻加肉豆蔻一钱(煨,去油);腹痛加肉桂七分;胸膈不宽加砂仁一钱五分。

◎加味补脾汤

　　治脾虚受湿。

　　人参二钱,白术二钱(土炒),茯苓二钱,厚朴一钱五分(姜炒),陈皮一钱五分,木瓜一钱,青皮一钱,木香五分,干姜一钱,砂仁一钱五分,大腹皮一钱五分,甘草一钱,姜三片,大枣二枚,水煎服。

◎三和汤

　　治脾湿肿满。

陈皮二钱,厚朴二钱(姜炒),白术二钱(土炒),槟榔二钱,紫苏一钱,海金沙一钱五分,木通一钱五分,姜三片,大枣二枚。水煎服。

◎导滞通经汤

治脾湿气滞,面目手足浮肿。

木香五分,白术二钱(土炒),桑皮一钱五分,陈皮一钱五分,茯苓三钱,甘草五分,姜五片,水煎,食前温服。

◎加味五皮散

治土亏水旺,四肢肿满,无论阳水[1]阴水[2]皆可服之。

五加皮一钱五分,地骨皮一钱,大腹皮一钱五分,茯苓皮三钱,陈皮一钱五分,生姜皮二钱,川木瓜二钱,姜三片,水煎服。

◎消导宽中汤

治气滞、食滞、水肿、胀满等症。

白术三钱(土炒),枳实三钱(麸炒),厚朴二钱(姜炒),陈皮二钱,半夏二钱(姜炒),茯苓二钱,山楂肉二钱,建曲二钱,麦芽二钱(炒),莱菔子二钱(炒,研),姜三片,水煎,食远温服。

◎当归芍药汤

治水肿之病,多由火不生土、土不制水,故水气盈溢、脉道闭塞,发为浮肿、心腹胀满等症。

当归一钱,赤芍一钱五分,木香五分,肉桂八分(去粗皮),赤茯苓二钱,木通一钱五分,槟榔一钱五分,丹皮一钱五分,陈皮二钱,白术二钱(土炒),木瓜一钱五分,紫苏一钱,姜三片,水煎,温服。

【注释】

①阳水:多由风邪外袭、水湿浸渍,导致肺失宣降、脾失健运所致。发病急,水肿多由眼睑、头面而下,迅及全身,肿处皮肤绷急光亮,按之即起,兼见烦渴,小便赤涩、大便秘结等。

②阴水:水肿之属虚证者。因脾肺虚弱或肾经亏损等所致。《丹溪心法·水肿》:"若遍身肿,不烦渴,大便溏,不涩赤,此属阴水。"

瘟疫总括歌

天行厉气瘟疫作,逐户传染无强弱,邪从口鼻入于内,发热恶寒两感着,先夏至日为病温,后夏至日为病暑,当分表里阴阳症,因时制宜审轻重,时令不正时气称,瘟斑①痧疹②要分明。

◎消风败毒散

治天行时气、风毒邪热,发散痘疹皆可。

柴胡二钱,荆穗一钱五分,防风一钱五分,羌活一钱五分,独活一钱,前胡二钱,川芎一钱,枳壳一钱五分(炒),人参二钱,桔梗二钱,茯苓一钱五分,甘草一钱,姜三片,薄荷五分,水煎服。

◎竹叶石膏汤

治阳明汗多而渴、鼻衄、喜水、水入即吐及暑热烦躁等症。

石膏五钱(煅),竹叶十五片,半夏二钱(姜炒),麦冬三钱(去心),人参二钱,糯米一撮,甘草一钱五分,姜三片,水煎服。

◎普济消毒饮

治瘟疫憎寒发热,头面肿盛,目不能开,喘急,咽喉不利,口干舌燥,此乃大头温病。

黄芩三钱(酒炒),黄连三钱(酒炒),人参二钱,橘红二钱,桔梗二钱,柴胡二钱,薄荷一钱,连翘一钱五分(去心),牛蒡子二钱(炒、研),板蓝根一钱五分,马勃一钱,僵蚕七分(炒),升麻七分,甘草一钱,元参二钱,姜三片,灯心草二十寸,水煎服。

◎五瘟丹

治时行瘟疫,上膈结热,火气俱盛者服之。

黄芩一两,黄柏一两,黄连一两,栀子一两,香附五钱(酒炒),紫苏五钱,甘草梢一两,大黄三两,上前七味为细末,用大黄煎浓汤为丸,如银杏大,朱砂、雄黄各二钱,皆用水飞为衣,外再以金箔贴之,每服一丸,取无根水浸化服之。

如甲巳年以甘草为君,乙庚年以黄芩为君,丙辛年以黄柏为君,丁壬年以栀子为君,戊癸以黄连为君,为君者多一倍也,余四味同,香附、紫苏为臣者,减半也。

【注释】

①瘟斑:瘟症发斑,有红紫黑色之殊,而皆以斑名。点与皮平,绝不高起。其曰蚊迹者,状红斑之成点者也。曰锦纹者,状红斑之成片者也。

②痧疹:麻疹。是小儿常见的一种传染病,是由感受麻疹时邪引起的一种急性出疹性传染病。临床以发热恶寒、咳嗽咽痛、鼻塞流涕、泪水汪汪、畏光羞明,口腔两颊近白齿处,可见麻疹黏膜斑,周身皮肤按序布发芝麻粒样大小的红色斑丘疹,皮疹消退时皮肤有糠麸样脱屑和色素沉着斑等为特征。

育婴集

斑疹痧子总括歌

疹如痧子斑如锦,水痘如珠赤痘红,四症总因风热起,各分条理莫相同,痧白疹红如肤粟,斑红如痘片连锦,未透宜服升麻汤,热盛三黄石膏当,已透消斑化毒良,疹痧表里通解痊。

◎加减升麻葛根汤

此升发之剂,但一二服则当止,多则过表。

升麻一钱五分,葛根二钱,赤芍一钱五分(酒炒),甘草一钱,防风一钱五分,桔梗二钱,紫苏一钱五分,苍术二钱(炒),陈皮一钱五分,枳壳一钱五分(炒),柴胡二钱,姜三片,大枣二枚,水煎服。

水痘、赤痘即此一服,不用加减;疹热不退加黄芩一钱五分;呕吐加藿香一钱五分;泻甚者去苍术、枳壳,加诃子肉一钱五分(煨)、肉豆蔻一钱(煨);咳嗽有痰加半夏二钱(姜炒),杏仁一钱五分(去皮尖,炒)、桑皮二钱、五味子一钱五分;泻痢及内虚加茯苓二钱、白术二钱(土炒);鼻衄加茅根三钱、生地三钱;谵语加天花粉二钱、黄芩一钱五分。

◎ 三黄石膏汤

治斑疹未出透时,表实热盛者宜服。

石膏三钱(煅),黄芩二钱,黄柏一钱五分,黄连二钱,淡豆豉三钱,麻黄八分,栀子二钱,葱白二茎,水煎服。

◎ 犀角化斑汤

治斑已出透而热不退者,用此方主之。

石膏三钱(煅),大黄三钱,栀子一钱五分,生地三钱,丹皮一钱五分,知母二钱,犀角末一钱,甘草一钱,姜三片,水煎服。

◎ 元参升麻汤

治斑疹未出之时,可服此药。

元参三钱,升麻一钱五分,葛根三钱,甘草一钱,姜三片,水煎服。

◎ 六神通解散

治表里发热、头痛脉洪、身热无汗等症。

麻黄一钱,黄芩二钱,苍术二钱(炒),石膏二钱(煅),滑石一钱五分(水飞),羌活一钱五分,淡豆豉二十粒,细辛七分,川芎一钱五分,甘草一钱,姜三片,葱白二茎,水煎服。

伤寒斑疹不治歌

病人目陷口开张,面鼻唇青命不长,更看人中返向上,爪甲青黑命将亡,口中冷气出无归,斑黑昏沉不透肌,发直毛焦兼喘急,汗如珠子定难医。

中暑总括歌

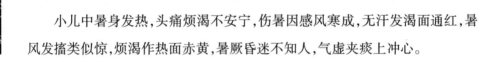

小儿中暑身发热,头痛烦渴不安宁,伤暑因感风寒成,无汗发渴面通红,暑风发搐类似惊,烦渴作热面赤黄,暑厥昏迷不知人,气虚夹痰上冲心。

◎黄连香薷饮

治中暑身热、出汗、头痛、发渴、神倦、恶寒等症。

川黄连一钱五分(姜汁炒),香薷一钱五分,厚朴二钱(姜炒),白扁豆三钱(炒),生甘草一钱,姜三片,水煎服。

◎加味香薷饮

治伤暑外感风寒、心腹疼痛、霍乱吐泻等症。

陈皮一钱五分,藿香二钱,厚朴二钱(姜炒),半夏二钱(姜炒),白茯苓二钱,香薷一钱五分,白扁豆三钱(炒),砂仁一钱五分(炒),川黄连一钱,炙甘草一钱,姜三片,枣二枚,水煎服。

◎七味香薷饮

治暑风手足抽搐。

厚朴二钱(姜炒),白扁豆三钱(炒),香薷一钱五分,川黄连一钱(姜炒),羌活二钱,苍术二钱(炒),甘草五分,灯心二十寸,水煎服。

育婴集

◎清暑益气汤

治暑厥①昏不知人,痰气上冲,精神昏愦,胸满气促。

人参一钱,黄芪一钱,升麻一钱,苍术一钱(炒),白术五分(土炒),建曲五分,陈皮五分,黄柏五分(酒炒),麦冬五分(去心),当归五分,葛根三分,五味子三分,泽泻三分,青皮三分(炒),炙甘草三分,姜三片,枣二枚,水煎服。

◎益元散

治清暑止渴。

滑石六两(水飞),甘草末一两,朱砂三钱(水飞),上为细末,用红白糖、无根水调服。

◎缩脾饮

专解伏暑②,生津止渴,消暑毒,止吐泻霍乱。

白扁豆三钱(炒),葛根二钱,乌梅肉三钱,砂仁二钱(炒),草果仁二钱(炒),麦冬二钱(去心),炙甘草一钱,姜三片,水煎服。

【注释】

①暑厥:中暑出现神志昏迷、手足厥冷。

②伏暑:是发于秋冬而临床具有暑湿见证的一种急性热病。其发病特点是初期类似感冒;继而形似疟疾,唯寒热多不规则;以后则但热不寒,入夜尤甚,天明得汗稍减。而胸腹灼热却不清除,大便多溏而不爽。

黄疸总括歌

黄疸皆因湿热成,遍身发肿目睛黄,阳黄①无汗易疏散,阴黄②脾肾湿寒生。

◎茯苓渗湿汤

治湿热发黄、尿赤及寒热呕吐、烦渴饮水、身目俱黄、小便不利、不思饮食，宜服此方。

苍术二钱(炒)，茯苓三钱，猪苓一钱五分，泽泻一钱五分，广陈皮一钱五分，枳实二钱(麸炒)，川黄连一钱(姜汁炒)，栀子一钱五分，防己二钱，木通一钱，茵陈蒿二钱，黄芩一钱，姜三片，水煎服。

◎茵陈蒿汤

治阳黄二便秘涩、腹满等症。

茵陈蒿三钱，川大黄三钱，栀子一钱五分，滑石二钱(水飞)，白茯苓二钱，灯心十五寸，水煎服。

◎加味姜附汤

治阴黄、脉沉细而迟、身体逆冷等症。

茵陈二两，制附子五钱，炮干姜一两，生甘草一两，水煎服。

◎加味五苓散

治湿热发黄、小便赤黑、烦渴发热等症。

白术二钱(土炒)，茯苓二钱，猪苓一钱，泽泻一钱，茵陈三钱，木通一钱五分，车前子二钱(炒,研)，官桂一钱，柴胡二钱，灯心五十茎，水煎服。

◎茵陈汤

治黄疸发热，大小便不通。

茵陈三钱，栀子仁二钱，赤茯苓二钱，葶苈子二钱(炒)，枳实一钱五分(麸炒)，甘草五分，姜三片，水煎服。

【注释】

①阳黄：湿热蕴蒸肝胆，胆热液泄，外渗肌肤，下流膀胱，而致全身面目及小便尽黄。证见发热烦渴，身目黄色鲜明如橘色，小便色深如浓茶，伴食欲减退或恶心呕吐、大便不畅、腹胀胁痛、舌质红、苔黄腻、脉弦数等。

②阴黄：阴盛寒重，平素脾阳不足，湿从寒化而致寒湿为患，寒湿阻滞，瘀滞肝胆，胆失常道。其临床特点为：黄色晦暗如烟熏；发病较慢、病程较长；无发热，口不渴，口淡无味；大便不实或溏，小便色黄不利；舌质淡，舌苔白腻或白滑；脉象见沉迟、沉迟、弦细。其病理性质为阴寒虚证。

癖疾总括歌

癖疾①多因饮食停，以致肠胃不能通，始如鸡卵坚硬成，久则渐似覆盆形，身体潮热喜饮冷，肌肤消瘦面青黄，朝轻暮重痛无定，肚大筋青寒气凝。

◎净腑汤

治小儿腹中癖块、发热憎寒、不思饮食、面黄肌瘦、四肢困倦等症。

人参五分，白术八分(土炒)，白茯苓一钱，柴胡一钱五分，黄芩一钱，半夏八分(姜炒)，猪苓七分，泽泻一钱，三棱七分(醋炒)，莪术七分(醋炒)，山楂肉一钱五分(炒)，胡黄连五分，生甘草三分，姜三片，大枣二枚，水煎服。

◎消癖肥儿饼

治小儿午后潮热、腹中有块、不时作痛、口渴饮冷、肚大筋青等症。

陈皮二钱，厚朴二钱(姜炒)，木香一钱，槟榔三钱，三棱三钱(醋炒)，莪术三钱(醋炒)，香附三钱(姜炒)，建曲二钱，麦芽二钱(炒)，使君子肉三钱，山药五钱(炒)，白茯苓二钱，党参三钱，水红花子三钱(炒)，生甘草一钱，上为细末，用小米面三斤，将药面共和一处，蒸饼任儿自食，食后用清米汤令儿饮之，能食者不过二三料，即将块积消除后，再进调理之药。

◎抑肝扶脾散

治小儿癖疾日久不消、元气虚弱、脾胃亏损、肌肉消削、肚大筋青、发热口渴等症。

人参二钱，白术一钱五分(土炒)，茯苓一钱五分，陈皮一钱，青皮八分(醋炒),三棱七分(醋炒),莪术七分(醋炒),甘草一钱,姜三片,红枣二枚,水煎服。

◎八仙消癖膏

贴癖如神。

川黄连五钱,穿山甲②十片,巴豆一百粒(去皮),蓖麻子一百粒,山栀子五个,三棱八钱(醋炒),莪术八钱(醋炒),木鳖子十个(去壳),川大黄一两五钱,白芷一两,蜈蚣十条,槐条三十寸,用真麻油二斤,先将药熬焦黑色,滤去渣再入黄丹一斤,熬滴水成珠再加血竭四钱、芦荟四钱、天竺黄四钱、轻粉四钱、阿魏四钱、月石③一钱五分、胡黄连一钱五分、麝香三分,上为细末,下油为妙,用狗皮摊贴患处。

【注释】

①癖疾:脉沉细的一种儿科病。

②穿山甲:2020年版《中国药典》(一部)中穿山甲未被继续收载,属国家一级野生保护动物。

③月石:硼砂的别名。性甘、咸,凉。归肺、胃经。具有外用清热解毒,内服清肺化痰的功效。

癫痫总括歌

小儿癫痫因风惊,发搐昏倒痰涎壅,浑身壮热属阳痫,仰卧面赤脉浮数,手足厥冷阴痫生,覆卧面青脉沉细。吐舌急叫面白红,发时痰壅在喉鸣,食痫缘食积于胃,风痫皆因风邪乘的功效。

◎琥珀定痫丸

治小儿阴痫、手足逆冷、面色青白、口吐涎沫、声音微小等症。

人参二钱,远志一钱五分(去心,炒),白茯神一钱,天南星三钱(姜汁炒),川芎一钱五分,石菖蒲二钱,琥珀一钱(另研),天麻一钱五分,朱砂一钱(水飞),青黛一钱,橘红一钱五分,麝香一字,甘草七分,上为细末,蜜丸如桐子大,每服一二丸,薄荷煎汤研服。

◎醒脾汤

方见前慢惊门。

◎辰砂抱龙丸

方见前伤风门。

◎泻青汤

方见前惊风门。

◎清神汤

治小儿惊痫,吐舌啼叫不已,心虚血热,如人将捕之状。

犀角一钱(磨汁),远志肉一钱五分(炒),白鲜皮一钱五分,石菖蒲二钱,人参三钱,麦冬二钱(去心),甘草一钱,姜三片,水煎服。

◎一捻金

治小儿痰痫、身体发热、气促昏沉、口吐涎沫、午后潮热、腹胀不食等症。

川大黄三钱,川黄连一钱五分,川贝母二钱(去心),京法夏二钱,黑白丑三钱(炒),郁金一钱五分,槟榔二钱,金箔十张,朱砂一钱五分(水飞),甘草二钱,胆南星一钱五分,上为细末,用蜜调服,每服五七分,姜汤调服亦可。

◎妙圣丹

治小儿食痫、因惊而停食、面黄腹胀、吐利酸臭、不时发搐等症。

代赭石二钱五分(醋煅,碎),巴豆霜三分,朱砂一钱(水飞),雄黄一钱(水飞),全蝎尾一钱,麝香一分,杏仁二钱(去皮尖,炒),轻粉二分(火煅),上为细末,红枣肉为丸,如桐子大,每服二三丸,木香煎汤服下。

◎消风丸

治小儿风痫,腠理开张,风邪乘虚而入,目青面红宜先服此药。

胆南星二钱,川羌活一钱,独活一钱,防风一钱,明天麻一钱二分,人参一钱,荆芥穗一钱,川芎一钱(炒),细辛一钱,上为细末,蜜丸如桐子大,每服一二丸,薄荷紫苏汤研服。

◎**羌活桂枝汤**

治小儿风痫风泻。

川羌活一钱五分,桂枝二钱,防风一钱五分,麻黄一钱五分,川大黄三钱,天麻一钱五分,生甘草一钱,姜三片,水煎服。

◎**五色丸**

治五痫①。

朱砂五钱(水飞),珍珠五分(煅,另研无声),明雄黄一两(水飞),水银二钱,黑铅二两(同水银炒结成砂),上为细末,蜜丸如麻子大,每服三四丸,薄荷煎汤送下。

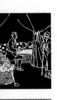

【注释】

①五痫:古代对各种痫证的统称,出自《小儿药证直诀》。按五脏分属命名,即肝痫、心痫、脾痫、肺痫、肾痫。按五畜叫声及发病时体态命名,即犬痫、羊痫、牛痫、鸡痫、猪痫。

疝气总括歌

诸疝本由任脉生,外受风寒邪滞凝,荣卫不调气血虚,冷风入腹内疝成,手足厥逆或自汗,或从小腹牵引痛,热则纵兮寒多疼,湿主病重虚病轻。

◎**当归附子汤**

治寒疝气血留滞,囊冷结硬,小腹作痛。

当归三钱(酒洗),附子二钱,川楝肉二钱(酒炒),小茴香一钱(酒炒),桂枝一钱五分,白芍二钱(酒炒),□□□①五分,姜三片,水煎服。

◎**肾气丸**

治诸疝作痛。

小茴香三钱(炒)，补骨脂二钱(炒)，吴茱萸三钱(盐炒)，胡芦巴五钱(炒)，木香一钱五分，上为细末，萝卜汁为丸，如桐子大，每服五七十丸，青盐汤送下。

◎栀附汤

治小儿湿热之气流入肾囊中，为风寒所束，肾囊红肿，不时常痛。

附子三钱，栀子仁三钱(炒)，姜三片，长流水②煎服。

◎守效丸

治癞疝③不痛者之要药。

苍术三钱(米泔水浸，炒)，天南星二钱(姜汁炒)，白芷二钱，川芎二钱，山楂肉三钱，半夏二钱(姜炒)，枳实三钱(麸炒)，橘核三钱(炒)，吴茱萸三钱(汤泡)，上为细末，姜汁糊为丸，如桐子大，每服四五十丸，青盐汤送下。

◎桃仁茴香汤

治气血凝滞，疝气，膀胱、小肠气痛不可忍。

桃仁泥二钱(去皮尖，炒)，大茴香一钱五分，青皮一钱五分(醋炒)，香附三钱(酒炒)，益智仁二钱(炒，研)，附子二钱，元胡索一钱(醋炒)，炙甘草一钱五分，葱白二茎，水煎服。

◎天台乌药散

治小肠疝气，牵引脐腹疼痛。

乌药五钱(酒炒)，木香三钱，小茴香三钱(炒)，良姜三钱，青皮三钱(醋炒)，槟榔五钱，川楝肉一两(酒炒)，巴豆五十粒(连皮研)，先将巴豆连皮研碎，同川楝肉加麸子炒黑，去麸子，巴豆不用，其余共为细末，每服一钱，温酒下，甚者姜酒送下。

◎加味通心饮

治诸疝内热胀痛，小便不利。

木通一钱五分，栀子仁一钱五分(炒)，黄芩一钱五分(酒炒)，瞿麦一钱五分，连翘二钱(去心)，枳壳二钱(麸炒)，川楝子三钱(酒炒)，车前草三株，甘草一钱，灯心二十寸，水煎服。

◎暖囊袋法

治湿疝阴丸作痛。

新艾叶、紫苏叶、川椒各三两，上三味炒熟拌匀，乘热用绢袋盛夹囊下，勿令走气，冷即易之。

◎疏风五苓散

治阴囊肿大，痒湿作痛，此风湿袭于下也。

白术二钱(土炒)，白茯苓二钱，猪苓一钱，泽泻一钱，肉桂五分，苍术二钱(炒)，川羌活一钱五分，防风一钱五分，姜三片，水煎服。

◎加味香苏饮

治小肠气，其病与疝气等皆因湿气在内，而寒气束于外也。

苍术三钱米泔水浸(炒)，陈皮二钱，香附三钱(醋炒)，川楝肉三钱(酒炒)，紫苏叶一钱五分，赤茯苓三钱，甘草一钱，上连须葱白二茎，水酒各半煎服。

【注释】

①□□□：此处无法辨认，可能为生甘草，取其缓急止痛之药效。

②长流水：混混无穷，滔滔不竭，细水长流之意。

③癫疝：指先天性睾丸大者。《寿世保元》卷五："癫疝者，顽疝也，睾丸虽大而无疾苦也。"多为先天性疾患，通常不需治疗。

卷五 杂症门

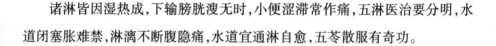

诸淋皆因湿热成,下输膀胱溲无时,小便涩滞常作痛,五淋医治要分明,水道闭塞胀难禁,淋漓不断腹隐痛,水道宜通淋自愈,五苓散服有奇功。

◎五苓散

治寒淋因风寒下输膀胱,小便闭塞,不时淋漓。

白术三钱(土炒),赤茯苓三钱,泽泻一钱五分,猪苓一钱五分,肉桂一钱(去粗皮),小茴香一钱(炒),水煎服。

◎加味导赤散

治热淋小便不通,淋沥涩痛。

生地三钱,木通一钱五分,赤芍一钱五分,滑石二钱(水飞),车前子二钱(炒),泽泻一钱,甘草一钱,灯心十五寸,水煎服。

◎五淋散

治小儿下淋水道不通,或尿如豆汁,或如沙石,或冷淋如膏,或热淋溺血等症。

当归二钱,赤芍一钱五分,条芩①一钱五分,栀子一钱,赤茯苓二钱,甘草五分,灯草二十寸,水煎服。

◎独圣散

治沙石淋证。

黄蜀葵子一两(炒),上为细末,每服一钱,米汤调服。

◎海金沙散

治膏淋。

海金沙五钱,滑石五钱(水飞),生甘草一钱五分,上为细末,每服一钱,灯心三十寸,煎汤调服。

◎牛膝汤

治死血作淋。

桃仁二钱(去皮尖,炒),当归尾二钱(酒洗),生地二钱,赤芍三钱,川芎一钱五分,牛膝五钱,水二钟,煎一钟,入麝香少许,空心服。

◎琥珀散

治气虚小便不通,淋涩作痛。

琥珀一钱(研),人参一两(去芦),先以人参煎汤,空心调服。

◎木通汤

治小便不通而黄。

木通一钱五分,赤茯苓二钱,车前叶五钱,滑石二钱(水飞),瞿麦一钱,水煎,食前服。

【注释】

①条芩:黄芩的一种,子芩的异名。明代李时珍《本草纲目·草二·黄芩》〔释名〕:"内实者名子芩、条芩……时珍曰:'子芩乃新根,多内实,即今所谓条芩。'"

头痛总括歌

小儿头痛分表里,表属风寒里主热,寒邪外闭宜疏寒,里热炎炎要清攻,无汗身热神术施,清热芎芷散最灵。

◎神术汤

治太阳经头痛发热,恶寒项强身痛及伤风头痛,鼻塞声重咳嗽,上及巅顶,下连额角,不时作痛等症。

苍术三钱(炒),川羌活二钱,藁本二钱,白芷一钱五分,细辛一钱,川芎二钱(炒),黄芩一钱五分,柴胡二钱,生甘草一钱,姜三片,葱白三寸,水煎服。

◎芎芷散

治阳明经头痛,鼻干目痛,此乃胃火上炎,风壅头痛,痛无定时。

川芎二钱(炒),白芷二钱,薄荷一钱五分,荆芥穗一钱五分,石膏三钱(煅),蒸大黄二钱,黄芩一钱五分,生姜三片,水煎服。

◎加味平胃散

治两感头痛。

苍术三钱(炒),厚朴二钱(姜炒),陈皮一钱五分,葛根三钱,石膏三钱(煅),蒸大黄三钱,羌活二钱,黄芩一钱五分,甘草一钱,姜三片,葱白二茎,水煎服。

◎菊花散

治风热头痛。

甘菊花二钱,旋覆花一钱五分,防风二钱,枳壳二钱(麸炒),川羌活一钱五分,石膏二钱(煅),蔓荆子二钱(炒,研),甘草一钱,生姜五片,水煎服。

◎选奇汤

治眉棱骨痛。

防风三钱,川羌活三钱,白芷二钱,黄芩一钱五分(酒炒),川芎二钱(炒),生甘草一钱,姜三片,水煎服。

.... **腹痛总括歌** ....

小儿腹痛有四般,风寒食虫疼相兼,寒则温中食消导,感寒消散虫宜安,调治合宜痛自止,医者临症要详参。

◎香砂平胃散

治伤食腹痛,因饮食不调,积滞不化、恶食吐酸、食入即吐等症。

苍术三钱(炒),厚朴二钱(姜炒),藿香二钱,陈皮一钱五分,砂仁一钱五分(炒,研),建曲二钱,山楂肉三钱,菜菔子二钱(炒,研),炙甘草一钱,生姜三片,水煎服。

◎和胃导滞汤

治腹痛腹硬、烦渴不宁、大便不通等症。

槟榔二钱,厚朴二钱(姜炒),陈皮一钱五分,枳壳二钱(麸炒),川大黄三钱,香附二钱(姜炒),木通一钱五分,姜三片,水煎服。

◎清中汤

治火痛^①。

川黄连二钱(姜汁炒),栀子二钱(炒),陈皮一钱五分,白茯苓一钱五分,半夏二钱(姜炒),草豆蔻一钱五分(炒,研),炙甘草一钱,姜三片,水煎服。

◎木香顺气汤

治气滞腹痛。

木香五分,香附二钱姜炒,槟榔二钱,青皮一钱五分(醋炒),陈皮一钱五分,厚朴二钱(姜炒),苍术二钱(炒),枳壳一钱(麸炒),砂仁一钱五分(炒,研),炙甘草五分,姜三片,水煎服。

◎茱萸四逆汤

治厥阴中寒,小腹痛甚。

吴茱萸三钱(汤泡),附子二钱,干姜一钱五分,炙甘草一钱五分,姜三片,水煎服。

◎四味白术散

治感寒腹痛。

白术七钱(土炒)，肉豆蔻一钱五分(煨，去油)，官桂一钱五分(去粗皮)，炙甘草一钱五分，煨姜一块(捣烂)，葱白七寸，水煎服。

◎ 万应丸

治虫积腹痛如神。

槟榔二两，川大黄二两，二丑二两(炒)，雷丸二钱五分(醋炒)，木香二钱五分，沉香一钱二分，将二丑、大黄、槟榔合一处，为细末，用大皂角、苦楝皮各四两，煎汤为丸，如绿豆大，以雷丸、木香、沉香细末为衣，每服三钱，用砂糖水送下。

【注释】

①火痛：胃脘痛，里有热者。此处清中汤出自《证治准绳·类方》卷四等处，引于《医学统旨》。

失血总括歌

血本阴精不宜动，邪热炽盛血妄行，血病伤腑连于胃，伤于脏者肺经成，热伤阳络上吐衄，邪侵阴络下失红，更有劳损成血症，血止仍嗽势多凶。

◎ 四生汤

治吐血衄血，阳乘于阴，血热妄行宜服此药。

鲜荷叶一两，生艾叶三钱，侧柏叶五钱(炒)，生地黄五钱，水一钟，煎服。

◎ 生地黄散

治血热小便出血。

生地黄五钱，黄芩五钱(酒炒)，阿胶一钱五分(炒珠)，侧柏叶一钱五分(炒)，水煎服。

◎茜根汤

治衄血不止,心神烦闷。

茜根二钱,黄芩二钱,阿胶二钱(炒珠),侧柏叶二钱(炒),生地黄二钱,炙甘草一钱,姜三片,水煎服。

◎犀角地黄汤

治血热失血,三焦血热,便秘等症。

犀角一钱(磨汁),生地黄二钱,川黄连一钱,黄芩一钱五分,川大黄三钱,水煎,入犀角汁温服。

◎清胃汤

治胃热牙痛吐血。

生地黄二钱,升麻一钱,当归二钱,丹皮一钱五分(酒洗),川黄连一钱,枳壳二钱(炒),犀角一钱(磨汁),生甘草一钱,水煎服。

◎紫苑散

治咳嗽有血。

紫苑二钱,阿胶一钱五分(炒珠),知母二钱,川贝母一钱五分(去心),人参二钱,白茯苓二钱,桔梗一钱五分,五味子十五粒,甘草梢一钱五分,水煎服。

◎牛膝四物汤

治溺血,茎中作痛。

当归三钱(酒洗),川芎一钱五分,生地黄三钱,赤芍一钱五分,木通一钱五分,牛膝二钱,郁金一钱(醋炒),甘草梢一钱五分,水煎服。

◎乌梅丸

治大便下血如神。

白僵蚕一两(炒),乌梅肉一两五钱,上为细末,醋糊为丸,如梧桐子大,每服四五十九,空心醋汤送下。

◎蚊蛤丸

治溺血绝妙。

蚊蛤一两(为末)，乌梅肉一两，先将乌梅肉用水浸烂捣膏为丸，如桐子大，每服二三十丸，空心温酒送下。

痰喘之病气急促，抬肩张口喘声响，实热气长而有余，虚寒气短而不续，更有气粗胸满硬，痰饮俗呼马脾风[①]，此病若不从急治，立见危亡命必殃。

◎定喘汤

治风痰在肺，喘久不愈及齁喘气急等症。

麻黄六分，半夏一钱(姜炒)，杏仁一钱(去皮尖，炒)，桑白皮一钱(蜜炙)，地骨皮一钱，苏子八分(炒)，黄芩七分(酒炒)，白果肉五枚(炒黄)，款冬花一钱(蜜炙)，水煎温服。

◎泻白散

治肺火喘急等症。

生桑皮二钱，地骨皮二钱，生甘草一钱，水煎服。

◎双玉散

治热痰喘急，烦渴头疼。

石膏五钱(煅)，寒水石一钱五分(研，水飞)，上为细末，每服三钱，人参汤调服。

◎人参黄芪汤

治气虚喘急。

人参三钱，黄芪二钱(蜜炙)，地骨皮一钱五分，桑白皮一钱五分(蜜炙)，炙甘草一钱，姜三片，枣二枚，水煎服。

◎五味子汤

治喘急，脉浮而数，虚烦作渴等症。

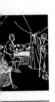

五味子一钱,麦冬一钱五分(去心),杏仁一钱五分(去皮尖,炒),人参三钱,橘红一钱五分,炙甘草一钱,姜三片,枣二枚,水煎服。

◎华盖散

治肺受风寒、气逆喘急、头疼发热、咳嗽痰饮等症。

麻黄一钱(去根),杏仁一钱五分(去皮尖,炒),桑白皮一钱五分(炙),苏子一钱(炒),赤茯苓一钱五分,橘红一钱,甘草五分,姜三片,枣二枚,水煎,食后服。

◎瓜蒌仁汤

治食积痰哮,壅滞喘急。

瓜蒌仁二钱(炒),半夏二钱(姜炒),山楂肉三钱,建曲二钱,莱菔子一钱五分(炒),陈皮一钱,甘草一钱,姜三片,水煎服。

◎一捻金

方见前痫症门。

◎礞石滚痰丸

方见前咳嗽门。

◎五虎汤

治俗传马脾风症,因寒邪克于肺俞,寒化为热,热闭于肺,故胸高气促、肺胀喘满、两胁扇动、陷下作坑、鼻孔扇张、神气闷乱,若不急治,立见危亡。

方见前伤风门。

◎葶苈泻肺汤

治上气喘急,身与面目俱作浮肿,鼻塞声重,不闻香臭,胸膈胀满,将成肺痈。

葶苈子二钱(炒,研极细),红枣肉十枚,水二钟,先煎枣至一钟,再入葶苈煎至八分,食后服。

【注释】

①马脾风:病症名,出自《医学纲目》。又名风喉、暴喘。多因胸膈积热、心火凌肺、痰热壅盛所致。

盘肠气痛①歌

盘肠气痛则腰曲,干啼额汗皱双眉,因寒所搏肠中痛,口闭足冷大便青,宜服豆蔻止痛散,急用葱姜熨脐灵。

◎白蔻止痛散

治盘肠气痛。

白豆蔻一钱,陈皮一钱,乳香五分(去油),没药五分(去油),紫苏叶七分,炙甘草五分,上为细末,每服一钱,姜汤调服。

◎熨脐法

葱白十茎,生姜二两,同炒热置脐上熨之,良久尿涌出,其痛自止。

【注释】

①盘肠气痛:见于《婴童百问》,又名盘肠痛、肠痛。证见小儿腹痛曲腰,叫哭不已,不乳,面色青白,两眉蹙锁,大便泻青,额上汗出等。

育婴集

鹤膝总括歌

小儿禀赋多不足,肌肤渐瘦少峥嵘,膝骨呈露名窈膝,皆因肾虚精不生,血不荣筋常拘挛,膝受风寒时作痛,大防风汤宜先施,地黄丸服莫从容。

◎大防风汤

治足三阴亏损,外邪乘虚内侵,患鹤膝附骨等疽病皆服之。

人参三钱，白术二钱（土炒），防风二钱，羌活二钱，黄芪一钱，熟地二钱，杜仲一钱（盐炒），当归二钱（酒洗），白芍一钱五分（酒炒），牛膝一钱五分，附子一钱五分，川芎一钱五分，茯苓二钱，甘草一钱，姜三片，枣二枚，水煎服。

◎当归地黄丸

治小儿鹤膝风等症。

熟地八钱，山药二钱（炒），山萸肉二钱，茯苓三钱，泽泻二钱，丹皮二钱，当归三钱，鹿茸二钱（酥炙），牛膝二钱（酒炒），上为细末，蜜丸如芡实大，每服三四十九，食前白滚水送下。

················ **目疾总括歌** ················

天行赤热气流传，三焦浮躁泪涩痛，或生椒疮①或羞明，因虚又被火熏蒸，或病一目传二目，或闪一目自清宁，暴风客热忽然猖，胞肿头痛泪似汤，寒热往来兼鼻塞，目中沙涩痛难当，倘犯禁戒症候生，要分虚实辨六经。

此症邪不胜正者，七日自愈，盖火数②七，故七日火气尽而自愈，七日不愈，而有二七者乃再传也，二七不退者必有触犯，及本虚之故，须防变生他症矣，宜服驱风散热饮。

◎驱风散热饮

治时行赤热、目红胞肿、怕热羞明等症。

连翘二钱（去心），牛蒡子一钱五分（炒），羌活一钱五分，薄荷一钱，蒸大黄二钱，赤芍一钱五分，防风一钱，当归尾一钱五分，山栀仁一钱五分，川芎一钱，生甘草五分，水二钟，煎至一钟，食后热服，少阳经症加柴胡一钱五分，少阴经症加黄连八分。

◎桑白皮汤

治肺气壅塞，热毒上攻，眼目白睛肿胀，日夜疼痛，心头烦闷。

旋覆花一钱,枳壳一钱五分(炒),杏仁一钱(去皮尖,炒),桑白皮一钱五分,天花粉一钱五分,元参一钱五分,葶苈子一钱(炒,研),甘菊花一钱,防风一钱,黄芩一钱五分,甘草五分,水一钟,生姜三片,煎八分,食后温服。

◎洗心汤

治风壅,壮热,头目昏痛,热气上冲,口苦唇焦,咽喉肿痛,痰涎壅滞,心神烦躁,眼涩睛疼,寒热不调,鼻塞声重,咽干渴,五心热,小便赤涩,大便秘结,并宜服之。

当归三钱,荆穗一钱五分,川大黄二钱(煨),赤芍一钱五分,麻黄一钱,白术二钱(土炒),甘草一钱,姜三片,薄荷五分,水煎,食后服。

◎洗肝煎

治风毒上攻,暴作目赤肿疼难开,瘾涩眵泪交流。

当归二钱(酒洗),川羌活一钱五分,薄荷一钱五分,防风一钱五分,山栀仁一钱五分(炒),川大黄二钱(煨),川芎一钱,甘草五分,水煎,食后服。

◎连翘饮

治目中留火,恶日与火,瘾涩难开,小眦③觉紧,久视昏花,迎风有泪。

当归五分,连翘五分(去心),人参五分,蔓荆子五分(炒),生地五分,□葵花④五分,升麻八分,羌活七分,防风七分,黄芪七分,酒黄芩七分,柴胡三分,甘草五分,水二钟,煎至八分,食远温服,此足阳明、少阳、厥阴之药也。

◎桃仁红花汤

治两目赤肿、微痛羞明、畏日、怯风寒怕火、眵多瘾涩、眉间肿闷等症。

桃仁十粒(去皮尖,炒),红花三分,生地黄六分,羌活一钱,麻黄八分,川椒十粒(炒),防风一钱,当归身五分,川芎五分,细辛三分,荆芥穗一钱,茯苓五分,藁本七分,蔓荆子六分(炒),水二钟,煎至八分,临睡温服,此足太阳、厥阴、手少阴之药也。

◎抑肝煎

治小儿目痒。

青皮一钱,防风一钱五分,甘菊一钱,白芷七分,薄荷六分,生地一钱,甘草五分,灯草十五寸,水煎服。

◎荆防败毒饮

治两目赤烂,痒如虫行等症。

荆芥一钱,防风一钱,川芎八分,白芷八分,当归一钱五分,赤芍一钱,连翘一钱五分(去心),黄芩一钱,白僵蚕一钱(炒),蝉蜕五个,甘菊花一钱,甘草五分,灯心十五寸,水煎,食后温服。

◎黄龙丹

专点烂眩风眼。

炉甘石五钱(桑柴火用黄连水煅七次),官粉一钱五分(煅红色),黄丹一钱五分(煅紫色,水飞),铜绿一钱,冰片三分,上研极细,以无声为度,用瓷瓶收藏,点目大眦内,甚者临睡用香油调糊抹眼眶上亦妙,不过两三次即愈。

◎当归红花汤

治眼胞肿硬,内生疙瘩,名为椒疮,宜服此药。

当归二钱(酒洗),红花七分(酒洗),山栀仁一钱五分(酒炒),生地黄二钱,黄芩一钱(酒炒),赤芍一钱五分,白芷一钱,连翘二钱五分(去心),防风一钱,水一钟,煎至八分,食后温服。

◎白雪膏

治时气热眼泪流不止。

炉甘石五钱(用黄连水煅三次),元明粉五钱,白硼砂三钱,冰片三分,上研极细,以无声为度,用瓷瓶收藏,勿令泄气,用时点入目大眦,将热泪流出即愈。

【注释】

①椒疮:胞睑内面红色细小颗粒密集丛生,状若椒粒,故名椒疮。分布以大小眦及穹隆部为重,常与粟疮并生,痒涩流泪,若及黑睛可致赤膜下垂、血翳包睛;若及胞睑,终为拳毛倒睫、黑睛生翳。

②火数：易用阳数。

③小眦：小眼角，也称外眦、锐眦。

④□葵花：葵花二字前一字无法辨认，可能为蜀葵花，取其清热解毒之功。

小儿耳病通肾经，或肿或痛或流脓，皆因三阳风热壅，升阳散火汤自宁。

◎加味升阳散火汤

治脾胃虚弱，寒邪郁遏阳气，以致肌表俱虚，两耳疼痛，如火扪之烙手，此火郁发之之剂。

升麻五分，葛根一钱，羌活六分，独活六分，白芍一钱(酒炒)，人参一钱，防风五分，知母一钱五分(酒炒)，黄柏八分(酒炒)，柴胡一钱，生甘草五分，姜三片，水煎服。

◎连翘败毒饮

治小儿聤耳流脓，疼痛不已。

连翘二钱(去心)，银花一钱五分，黑栀子一钱五分，丹皮一钱五分，槟榔二钱，赤茯苓二钱，防风一钱五分，地骨皮一钱，甘草五分，水煎服。

◎红玉散

治小儿耳内流脓。

枯矾一钱，黄丹一钱(水飞)，龙骨一钱五分(煅)，干胭脂①七分，麝香三厘，上为细末，先以绵缠杖拭去脓水，将药面吹入耳中即愈。

◎六味地黄汤

治肾虚耳常流脓。

熟地三钱，山药一钱五分(炒)，山萸肉二钱(蒸)，白茯苓二钱，丹皮一钱五分，泽泻一钱五分，防风二钱，水煎，每早服之，神效。

育婴集

一治蚰蜒入耳,用香油调鸡冠血,滴入耳内蚰蜒即出。

一治蚂蚁入耳,内用生韭汁滴入即出。

一治诸虫入耳,草纸卷雄黄末,薰之即出。

又法用猫尿滴入,其虫即出,取猫尿之法,须用生姜擦猫鼻内,其猫即尿。

一治小儿旋耳疮,用蚯蚓粪烧红,合猪脂敷之即愈。

◎加味二妙散

治小儿月蚀疮,即旋耳疮也。

苍术二钱(炒),黄柏一钱,连翘二钱(去心),栀子一钱五分,羌活一钱五分,金银花一钱五分,地骨皮一钱五分,甘草一钱,水煎服。

◎双龙丹

治小儿旋耳疮。

枯矾一钱,黄丹一钱(水飞),青黛五分,石膏一钱(煅),轻粉三分煅,冰片二分,上为细末,香油拌搽。

【注释】

①干胭脂:是把胭脂在坩埚中加热炮制得到的。古中医所讲的胭脂是活血化瘀的草药(如红花、茜草等)制成的。

鼻疮总括歌

鼻疮热壅伤脾肺,风湿之气趁虚入,湿痒溃烂名鼻䘌,泽泻汤服有奇功。

◎泽泻汤

治鼻疮。

泽泻一钱五分,郁金一钱,栀子仁一钱五分,生甘草一钱,水煎,食后服。

◎ 黑神散

治久患鼻疮,脓极腥臭者,服之。

黑蒲黄二钱,百草霜①三钱,上研细极,每服五分,凉水调服。

◎ 将军散

治小儿鼻赤,久不能瘥。

川大黄二钱,朴硝一钱五分,共为细末,唾津调服涂鼻上,愈。

◎ 紫荆丹

治脾家湿热,鼻中生疮。

紫荆花一钱,川黄连五分,麝香三厘,川大黄一钱,上为细末,香油拌擦鼻中。

◎ 加味四物汤

治鼻赤甚效。

当归二钱,川芎一钱,白芍一钱五分(酒炒),生地黄二钱,黄芩一钱(酒炒),黄柏五分(酒炒),五灵脂一钱(炒),水煎服。

◎ 清肺泻脾汤

治鼻干痛。

连翘二钱(去心),栀子一钱五分,黄芩一钱五分,麦冬二钱(去心),白芍一钱五分(酒炒),桔梗二钱,荆芥一钱,薄荷一钱,石膏三钱(煅),甘草五分,水煎服。

【注释】

①百草霜:锅底灰、锅烟子。为杂草经燃烧后附于锅底或烟囱中所存的烟墨,可药用。入肝、肺、胃三经。止血消积,清毒散火。

口疮总括歌

小儿口疮满舌生,心脾蕴热在其中,清热凉膈擦冰硼,稍迟糜烂难收功。

◎凉膈散

治小儿满口白疮,心脾积热。

连翘一钱五分(去心),黄芩一钱,薄荷一钱,大黄二钱,朴硝一钱五分,石膏一钱五分(煅),甘草五分,竹叶七片,入蜜少许,煎服。

◎冰硼散

治小儿红白口疮。

冰片五分,朱砂六分(水飞),元明粉五分,硼砂五分,上为细末,干掺极效。

◎加味五苓散

治小儿口烂、生疮、口糜等症。

白术二钱(土炒),茯苓一钱五分,猪苓一钱,泽泻一钱,肉桂三分,木通一钱,生地二钱 甘草五分,水煎服。

◎清凉饮子

治上焦壅热、口舌咽鼻干燥等症。

当归一钱五分,赤芍一钱五分,元参一钱五分,黄芩一钱,薄荷一钱,川黄连一钱,大黄一钱五分,甘草五分,水煎服。

◎阴阳散

治红口疮极效。

川黄连三钱,干姜二钱,上为细末,红糖拌擦口疮上,涎出即愈。

◎蒲黄散

治热毒口疮。

蒲黄五分，黄柏五分(炒)，月石四分，青黛四分，冰片一分，人中白三分(煅)，上为细末，敷之去其热涎即愈。

◎犀角甘露饮

治小儿胃中客热，舌尖生疮，名为白舌疔毒，最为危候。

生地黄二钱，天冬一钱五分(去心)，麦冬一钱五分(去心)，枇杷叶一钱(去净毛)，石斛一钱(去根)，黄芩一钱，犀角五分(磨汁)，炙甘草五分，水煎，食后服。

◎蜘蛛散

专治舌疔毒。

明矾五钱，轻粉五分，黄丹一钱，珍珠一分(煅，另研)，冰片三分，蜘蛛一个，上前三味为末，先入砂锅内，用火化开，再将蜘蛛下于中间，煅成黑色，以烟尽为度，离火放冷，再入珍珠、冰片研细无声，用瓶收藏，用时以箸头先蘸好醋，后蘸药面，照定患处点，应不过一二次即愈。

咽喉总括歌

咽喉闭塞气不通，多因风寒痰热壅，咽通于胃主纳食，喉主气道通肺经，红肿疼痛热熏蒸，皆从会厌两傍生，乳蛾有单亦有双，单蛾易医双难愈，喉痹热结麻且痒，肿绕于外缠喉当，肺胃之热有轻重，表里虚实要辨明。

◎加味甘桔汤

治风热过盛，咽喉肿痛。

元参二钱，牛蒡子一钱五分(炒)，桔梗二钱，防风一钱五分，山豆根一钱五分，薄荷一钱，甘草一钱，水煎服。

◎清心利咽汤

治咽喉肿痛，痰涎壅盛。

荆芥一钱,防风一钱,薄荷一钱,桔梗一钱五分,黄芩一钱五分,川黄连一钱,栀子八分,连翘一钱(去心),元参一钱五分,川大黄一钱,朴硝八分,牛蒡子一钱五分(炒),甘草一钱,水煎服。

◎甘桔射干汤

治咽痛不肿。

桔梗二钱,甘草一钱,射干一钱,荆芥一钱,防风一钱,连翘一钱五分(去心),山豆根一钱,牛蒡子一钱五分(炒),元参二钱,竹叶五片,水煎服。

◎甘桔汤

治热肿喉痹。

桔梗二钱,甘草一钱,薄荷一钱,连翘二钱(去心),黄芩一钱五分,栀子一钱五分,竹叶七片,水煎服。

◎诃子甘桔汤

治火盛失音。

诃子肉四个(半生半煨),桔梗一两(半生半炙),甘草一钱(半生半炙),元参二钱(酒炒),牛蒡子二钱(炒),水一钟,童便一钟,煎成,食后温服。

◎开喉散

治咽喉臃肿,水浆不入。

火硝一钱,急性子一钱(炒),指甲五个,硼砂一钱,牙皂角五分,白矾一钱,冰片一分,上为细末,吹入喉中,或脓或痰,随吹随出,大有神效,即能饮食,如此活人者多矣。

◎雄黄解毒丸

治急喉风,双蛾肿痛,汤药不下。

雄黄五钱(水飞),郁金五钱,巴豆霜七粒,上为细末,醋糊为丸,如绿豆大,每服五七丸,热茶送下,吐出顽涎即苏,未吐再服大效,如口噤以笔管斡开灌之,下咽无有不活者,是药不但治此有功,即小儿惊热痰涎壅塞,每服二三丸,量儿大小与之,用醋研化灌之,其痰立出尤妙。

◎加味知柏地黄汤

治咽喉肿痛,服凉药不愈,责在相火。

熟地四钱(九蒸),山药二钱(炒),山萸肉二钱(蒸),白茯苓二钱,丹皮一钱,泽泻一钱,知母一钱五分(蜜炙),黄柏一钱(蜜炙),桔梗一钱五分(蜜炙),元参一钱五分,甘草一钱(蜜炙),水煎服。

◎苏子降气汤

治喉中痰涎壅塞,寒气凝滞。

苏子一钱五分(炒),厚朴二钱(姜炒),陈皮一钱五分,半夏二钱(姜炒),前胡二钱,官桂一钱(去粗皮),甘草五分,姜三片,水煎服。

◎七宝饮

治喉痹及缠喉风。

月石五分,雄黄五分,直僵蚕五个(炒),全蝎五个(去毒),明矾五分,牙皂角五分(去皮筋),胆矾三分,上为细末,每用一字,吹入喉中即愈。

◎喉痹饮

治乳蛾肿痛,不论单双,皆可服之。

元参一钱五分,川贝母一钱五分(去心),牛子一钱(炒),桔梗一钱五分,荆穗一钱,前胡一钱五分,僵蚕一钱(炒),薄荷一钱,甘草五分,灯心十五寸,水煎服。

以下备用良方

◎通关散

治卒然牙关紧闭、腰背反张,药不能咽,或时毒臃肿、鼻塞气闭等症。

细辛一钱,薄荷叶一钱,牙皂角七分(去皮筋),上为细末,吹入鼻内,候得嚏口开,随进汤药。

◎羌活散郁汤

治小儿左疒腮肿痛。

羌活一钱五分,元参一钱五分,防风一钱五分,当归二钱,青皮一钱,柴胡一钱五分,甘草五分,姜三片,水煎服。

◎归葛饮

治小儿右痄腮肿痛。

当归三钱,葛根二钱,白芍一钱五分(酒炒),厚朴二钱(姜炒),陈皮一钱,黄芩一钱五分,甘草五分,姜三片,水煎服。

◎蜘蝎散

治小儿瘰疬极妙。

核桃壳一个,生全蝎二个,生蜘蛛五个,先将二物填入壳内,用线缠定,外裹湿纸,火煨存性,共为细末,黄酒送下,至重者不过五服,即愈。

◎蛤粉散

治黄水疮。

蛤粉五钱,石膏五钱(煅),轻粉二钱(炒),黄柏三钱,枯矾二钱,上为细末,夏用凉水调擦,冬用香油调擦。

◎一扫光

治小儿白秃疮。

硫黄四钱,白砒一钱,川椒三钱(炒),白矾二钱,枯矾二钱,上为细末,先用葱汤将疮洗净,香油调擦,用纸盖定,三日一换,不过三次痊愈。

◎珍珠生肌散

治小儿薄皮疮,时常流水,不能敛皮,因湿热过盛,用此药掺之,不过一二次即愈。

青黛五分,石膏一钱(煅),轻粉三分,珍珠一分(煅),黄丹四分,枯矾四分,上为细末,干掺。

◎清热渗湿散

治黄水疮。

月石三钱,白矾三钱,黄丹一钱,青黛一钱,上为细末,先用鸡蛋清拌匀,入砂锅内煅成黑色,研细,香油拌擦。

◎清凉膏

治小儿被汤火所烧,此药止疼解毒,凉血生肌。

生地黄二两,川黄连五钱,栀子五钱,白芷五钱,葱白十茎,用香油四两,先将前五药熬至焦黑去渣,再入黄蜡五钱,以火化尽为度,倾入盆内,以鸡翎扫涂疮上。

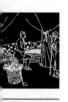

卷六　痘疹门

原痘始终总要论

　　夫人同得天地之气以有生,均受父母之气以成形,然小儿必患痘疹之疴者,何也? 盖因淫火中于有形之先,发于有生之后,遇岁火太过,热毒流行,则痘毒因之而发。是痘也与伤寒相似,发热烦躁,脸唇红(乃邪火进行也),身痛头疼(太阳经症),乍寒乍热(阴阳相搏),喷嚏(自肺经出),呵欠(由肝脾发),嗽喘痰涎(心肺经热)。始发之时,有因伤风伤食而得,有因时气传染而得(皆缘外因之症),有因伤食呕吐而得(俱系内因之症),有因跌仆惊恐而得(此言不内因不外因之症)。或为窜眼(膀胱经起目内眦),惊热发搐(肝主筋心热乘之),始遇风寒之症,或口舌(心脾经有热),咽喉(主肺经热),肚腹疼痛(肝脾经热),或躁烦(心肺经热),狂闷(脾胃有热),昏睡(神疲热甚),或自汗(因表虚腠理不实),或下痢(毒气下陷亦有伤食),或发热(此内热盛于外),或不发热(因气壮实),症候多端,卒未能辨,亦须以耳冷、骶冷、足冷验之。盖痘疹属阳,皆出于肾经之症,耳与骶足俱属于肾,故肾之部位独冷,又不若视其耳后有红赤缕,于是可以稽验矣。然治痘疹之痘,唯察其表里寒热虚实而已,外重则治表为本,内重者治里为要,寒者温之(木香异功散之类),热者平之(清凉益元散之类),虚者益之(四君益气,四物益血),实者损之(退火解毒,散结之类),一二日宜于解表,使痘易出,三四五日宜清凉解毒,使痘易长,六七八九日宜温补气血,使痘易于贯脓,十日十一二日宜清利收敛,使痘易靥,此治痘之常法也。夫痘前有先期而速,后期而迟者,岂可持一,以治之哉? 苟痘未尽,出而清

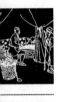

育婴集

凉,则痘得寒而凝滞,热毒未解而温补,则毒蕴蓄而不能化浆,至于靥后不过慎风寒,节饮食而已。治痘者必于六日之前,而斟酌以用药,则轻者可以高枕候愈,而重者亦可以扶危而奏绩矣。

因痘期施治法

夫痘由中以达外,用药因期而变通,以其常而言之,发热三日而后见点,见点三日而后出齐,出齐三日而后起蒸,蒸长三日而后贯脓,浆满三日而后收靥,发热之初,耳尻骭足俱冷,耳后起红丝,呵欠喷嚏,眼目困倦,两颧之间有花纹见者,预知其为痘也。发热三日,当托里解表,使其易出,亦有气弱而不能出者,当微补其气,气和则得出快,决不可用黄芪,恐腠理一密,则痘难出也。四五六日以清凉解毒为主,清凉则无血热枯阳之患,解毒则无壅滞黑陷之害。七八九日以贯脓为主,治法当温补气血,使其气血流行,而成浆自易也。十与十一二日,当以收敛为主,尤宜大和气血,补脾利水,则自然结靥矣,此特语其常也。盖常者可必,而变者不可必,当随症候参详,安可执药以应无穷之变哉?初见红点之时,如痘稀少,不可过表,后恐成斑烂哉,干红紫急宜疏利,不然后则成黑陷。三四日之内,痘出至足下为齐,苟未尽出,于解毒之中宜兼发散,若专于寒凉,则痘凝滞不出。七八日之间,毒未尽解,于温补之中又兼解毒,若偏于燥剂,则毒盛不能化浆也。十一二日之间,浆未满足,必当大补气血,略兼解余毒,不然恐有壅毒疱疮之患。此变通之妙法,要在随时制宜也。

颜色轻重论

夫痘疮之发也,身热和缓,达于外者必轻,闷乱烦躁,彰于外者必重,自然之理也。故颜色贵润泽而嫌昏暗,贵光彩而嫌枯涩,贵淡红而嫌黑滞,贵圆净而嫌破碎,贵高耸而嫌平塌,皮贵结实而嫌虚薄,粒贵稀疏而嫌稠密。根窠收紧痘人阴阳,见点活动,更忌浮肿,出要参差,血宜归附,耳后颈项心胸少于他处为佳,眉棱两颧额先红后润,不滞为妙,若一发便出尽者,必重也。疮夹疹者,半轻半重也;里外红者轻也;外黑里赤者微重也;外白里黑者太重也;疮内黑点如针孔者势极也;青干紫陷,昏睡汗出,烦躁热渴,腹胀啼喘,大小便秘者困也。善治者于其形色而辨之,作其轻重而分之,则轻者可以获安,而重者亦能取效矣。

颜按:痘色光明者,气血之旺象也。参暗①者,气血之衰败也,气正而血得其令,气衰而血被其困,血非气,则毒不能收,气非血,则毒不化,信乎? 痘毒必气血而后,可以始终其功,且夫色之红者,毒始出也,白者毒未解也,黄者毒尽解也,灰白者血衰而气滞者也,焦褐者气血枯也,黑者毒滞而血干也,如红变白,白变黄者生,红变紫,紫变黑者,死之兆也。

【注释】

①参暗:痘颜色晦暗。

辨痘赋一

初发悠悠身热,尤宜气息和乎? 二便如常,面容不改,兼之睡卧安宁,便见症来顺候。肌色青而㿠白,精神少而倦怠,此症当作虚看。痘出决然不振,再见便溏呃乳,只须补益为先。若还热而气粗,烦躁而不宁,谵语狂言,均为内热。如加喘满腹膨胀,便秘须知热拥,肌肤燥而毛色焦,口气热而身热燔灼,此则虚热郁遏,内症固重,而外症尤烈,腹胀口张而喘急,啼声不绝而嗄①嗄,七窍不通须防失血,点来隐隐出恐复颠,吐乳更兼搭眼②,面青又见摇头狂乱,忽生发惊先兆,是故热盛者,只宜清凉发散,不宜峻用苦寒,发散则毒得外出而热自解,苦寒则毒反深伏而出愈难,故发散之剂,轻者如升麻、葛根以疏其热,而烦躁壮盛者,非此何以定其标?重者有麻黄以开其拥,而喘急腹胀者,非此何以救其危?未萌先泄,有热症莫作虚看,无热症便为虚论,止热泄以清凉,重加发散,治虚溏以温补,仍用开提,是以内虚误用寒凉,不特助伊作泄。实热仍投补剂,只恐转增烦剧,安静而能食,勿谓便实而可下。泄泻而烦渴,莫言热症以投凉。

【注释】

①嗄(shà):嗓音嘶哑。

②搭眼:是指张开眼睛。

辨痘赋二

尝谓痘初见点,便观颜色荣枯,一来遂觉粗肥,稀疏可必。初发如还锁屑①,繁密堪知,带热敷疮,陆续出来,痘甚密尤为可救;一齐拥出,掀红皮薄,纵稀疏,未必全生。细细白头如瘄②,干枯后作内攻,揪揪红点如丹,焦萎定成憔悴,势粗蓬顶,点子不红,终于白陷,头尖皮薄,茱萸纹③起,定至空浆;肌嫩则皮薄娇红,黄瘦则痘成褐色;人黑皮粗,疮色必然参暗。是故婴儿之肌肉不同,未可一例而断,只要绽凸有神,不喜烦红干燥,色泽神安,见点如珠如粟,毛焦皮燥,敷疮或紫或焦,是虽带热齐出,只恐密似针头,纵然陆续出来。尤忌形如蚕种,如麸,如疥,如瘄,根窠不立,脚地俱无,此数端皆云莫救;夹斑如同蚊咬,恶烈胜似蛇伤,乃或螺蛳云电,此际差可为救。未热先敷数点,俗名报痘,若还热久不敷,便作疔看。先发热而后发块,疮名痂毒而必生;先发块而后发疮,块名鬼肿以难瘥。避痘避于隐僻,眼胞唇内必多凶;闷痘闷于要处,舌喉胸背而不吉,顺不憎多,逆嫌一点,冷疔先见,诸疮谁敢彰形。贼痘若生,诸痘不能灌汁,

卷六 痘疹门

137

辨认若真,急宜剔破。是以里症未平,毒虽出而毒犹在内,透肌发散,尤加解毒为良,便调人静。身虽热而毒已在表,补兼发散,仍以安表为先,设使内外症平,此候不须过治,再看精神勇怯,审详表补如何。

【注释】

①锁屑:琐细,稀疏。

②瘄(cù):意为疹子。

③茱萸纹:古代寓意图案。常见和云纹组合,构成四方连续纹样。

辨痘赋三

三日四日,痘出当齐,点至足心,势必安定。尤有陆续不出之状,或隐隐于皮肤之内,不见不起者,古名不快。若非风寒壅遏之因,必有气虚不振之过,是以四日以前,痘毒方出,身表宜凉,四日以后,毒出已定,身表宜温,凉则气血和平,痘色必然润泽,温则腠理开通,其毒易以成浆,故至此而身不微热,虽未必至于冰伏,而痘疮断乎弗长,四五日来,血疱已成,候当肥大而粗,顶宜发光而白,故根红而顶白者,已具行浆之势。若还赤色过头,虽见娇红可爱,延绵六日,依然到头空壳虚痘,皮薄而光亮如辉,内含似水,顶尖而根脚不红,行浆弗实,是以热毒盛而未解,则为紫为黑,壅而不起,则陷为塌,滞而不荣,则为干为枯,为青为灰,怯而不振,则为不快,为停浆或有肉先肿胀,而痘反不起者,浆则滞而不行,肉已虚浮,而痘反退伏者,毒则遏而不进,故身不热而痘不起,已成冰硬之形。赤色若还不退,温之可与;气血弱而不振,遂成不快之状,红润依然如旧,补之可生;紫色干枯,切忌温中滞补,只宜活血松肌;为壅为滞,烈药虽然可发,透肌尤是良方,溏泄唯于温补,泻甚佐以升提。

辨痘赋四

六七日之期，顺候浆行半足，虚疮方见分光，毒重而壅遏者，干枯退缩，气盛而燉发者，饱满光荣，头面行浆，而四肢未起，见之切莫慌张，腿臁发泡，而脸额焦枯，见之且休欢喜，既已惧其发呛，且又虑其喘急，饮食不多或致脏虚而内陷，水浆频进，恐成泄泻而复颠，调理失宜，倒戈反掌，热盛烦渴，到此休以实论。再加溏泄，此时只作虚看，黑紫干枯，急攻发而或生，气虚塌陷，重温补而幸活。发呛愁其失声，喘急恐其腹胀，疮或白而少神，根虽红而莫治。皮不起而离窠，脚虽赤而难生。淡白而塌润，此内必无浆汁，皮薄而娇红，有浆亦是清稀，犯此四端，八九日必然发痒。若还壮热燎人，不痒定行干燥，紫色干枯，不须著眼，中凝血迹，或可幸成，浆既行而半足，时则未宜收敛，忽而一齐紫黑，古名曰倒靥，请君莫认为结痂，攻发若得其宜，此症犹堪复活，傍生血点再行浆，危症也当医治。若见气急而腹胀，黄泉在迩，失声而哕哕，阳数无几。

辨痘赋五

痘出八九日来，已结干红痂疕①，如或少生不顺，至此方作脓窠，行浆饱满，是宜次第收成，若遇身重发热，停浆不易结痂，此则阳亢阴虚，则以清凉收敛，浆足气促，恐因痰壅而然，忽尔发惊，或乃小便秘结，再见气虚而塌陷，倒靥②而焦黑，一则温补可与，一则攻发可活，泄泻安宁，大虚少毒，肺寒则下脓黏，脏毒必然便血，挫喉③声哑，浆行饱满亦无妨。塌痒咬牙，便实声清亦可治，靥来痂硬，发症终无，疕脱如麸，须愁余毒，蒸发或致太过，溃烂难行收靥，身热若见燎人，泡发燎浆可畏，遗痘壳不成痂，只为浆清热重，腹胀喘呼而塌靥，皆因毒入内攻,出来不灌黄浆,痂庀犹如血赤,若曾解毒于先,此痘断之极美,胃气绝则口唇硬肿,肝热盛则目睛吊白,喘急发于泻后,总以气虚为断,便泄继以烦渴,岂为实热而然,泄泻而烦渴不止,理必可以升提,好饮而发渴愈甚,势必难以救援,气寒战痘疮无恙,即温经浆足难收,便实热蒸须解利④,进清凉以助结痂,叱补法而防过,斟酌合宜,庶无后悔。

【注释】

①痂庀:疮上结的痂。

②倒靥(yè):病证名。指痘疮不能结痂。《证治准绳·幼科》:"痘疮遍身溃烂,不结痂者,倒靥也。"痘疮初见一二日细小,四五日渐大顶平,至六七日即脚渐润,顶愈平陷,其色全白,形如豆壳,若脓清不满,已成痂的只是嫩皮,实未成痂。

③挫喉:指各种原因挫伤咽喉而致呼吸不利。《医学纲目》卷十五:"挫喉气不通者,以致水徐灌之。"

④解利:流利通畅。

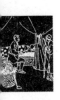

辨痘赋六

痘成痂庀,虽云生意已成其八九,余毒变迁,犹未得为结痂而可喜,是故眼合腹胀,犹蹈危机,虚浮不退,尚罹凶咎。痂或成而反致失声,前疤恐为黑靥,肿未消而眼已先开,眼开疑是内攻,阳气极而狂叫喘呼,肠胃伤而嘤嘤不宁,以至风冷入胃,则利下脓黏,热渗膀胱,则小便尿血。热毒逗遛不化,结痂而壮热增寒,经络各遗余毒,日晡而潮热往来,发在午前为实症,烦渴腮红,申过方作是阴虚。便调减食,他如撮口弄舌,心经热盛何疑,扶肚抬胸,脾胃毒冲有准,身热燎人便秘,恐成暴急惊风,悠悠潮热便溏,久变慢脾风搐,眼丧明于眼合羞明,辨口疳于唇焦龈黑,实热下注大肠,必有秘结之祸。虚寒客留脏内,乃成泄泻之疴。喘渴须分虚实,验症切勿差讹。欲观痂落之余,再审瘢痕之色,桃红光泽,荣卫俱安;黑紫干焦,尚留风热;粉白为气血之虚,周过也应慎施;走马壮牙疳之烈,月余亦见长驱遍体赤斑,乃是失于解利,浑身青紫,恐为风寒所吹,余毒未消,不特为疽为疖。见风太早,尤防复发疮痍,此是先贤之秘诀,匪人切勿以胡传。

表里寒热虚实论

凡痘灰白不红绽,不起发,出不快,昏暗陷顶,皆表寒而虚。二便清,身凉,手足口气俱冷,不渴,少食,唇白,涕清,饮食不化皆里寒而虚。此表里虚寒之症,急宜温脾胃,补气血,当用参芪四物、木香、肉桂等药,以助贯脓收靥。夫表虚者,以补气为主,而补血次之。里虚者,于补血之中,而兼补气,兼能补气而脾胃自壮,胃气随畅,后必无陷伏之忧,既能补血,则气血周流,送毒出尽,不至凝滞,后决无痒塌之患。凡红紫干滞、黑陷、焦枯者,皆表热而实,大便秘结,小便赤涩,身热鼻干,气热唇焦,烦渴者皆里热而实,此表里实热之症,急宜凉血解毒,当用化毒汤、红花、紫草、黄芩、牡丹皮、辰砂、益元散、蝉蜕、黄连、荆芥之类。如表热者,则宜清凉解表在前,分利次之。里热者则重于解毒,而兼清凉,或在二三日之前,热毒盛者,后下之亦可。凉血不至红紫,解毒则免黑陷,故表虚不补则成外剥,里虚不补则成内攻,表实过补则不结靥,里实过补则发痈毒,所以痘症变迁无常,若色一转,又当变通,不可拘于一定。

气血虚实论

人气有生血之功,血无益气之理,故气不可亏,亏则阳气会不及,而痘之虚晕之形不成。血不可盈,盈则阴乘阳位,而痘之倒靥之祸立至,是痘有气血虚实之殊也。大抵寒为虚,热为实,气虚则宜温补,气实则宜清凉,血虚则宜补血,血热则宜解毒,必取其气血中和,无过不及可也,何谓气血虚实,且如气过则疱,血过则斑,气不及顶陷不起,血不及浆毒不附。凡痘色淡白,顶不坚实凝指,手不起胀,皆为气虚,大宜保元,倍加酒炒黄芪、肉桂、川芎、丁香、人乳、好酒同服。根窠不红,或红而散乱,以手摸过即转白,痘上如寒毛竖起,枯涩不活者,皆血虚也,宜保元加川芎、当归(酒洗)、红花及山楂,以消参芪之滞,再下木香数分,以行滞气,而血自活也。凡用黄芪,当在痘尽出之后,凡用热药,当看毒尽解之时,又察气血虚实而治之,则药无不效矣,凡补血者尾用地黄,防滞血必用姜制,用芍药恐酸寒化胃气,必用酒炒为妙。

育婴集

虚症调护论

痘症以元气为主,元气充实,则毒易出易化。故善治痘者,唯保元气于虚弱之前,使不致于耗散为贵耳。然其治法惟①何? 一曰实腠理而固肌表,二曰节饮食而保脾土。肌表固则外陷之患不足虑,脾土实则下陷之患不足忧,更加以参芪补益之功,则元气自然充实,而痘之出也,自然易以成浆,变症不生,而结靥顺候矣。是以禁用寒凉荡涤之剂,如大黄、滑石、车前、生地、牛蒡子、紫草、枳壳之类,恐其荡涤而下,遂伤脾胃,脾胃伤则元气由此而下陷,气脱内攻而死,势所必至,是则药杀之也;禁用滑润发散之剂,如鼠粘②、人牙、蝉蜕、麻黄、葛根、升麻、紫草、桔梗、羌活、防风、荆芥之类,恐其发散太过,遂致表虚,表一虚则元气由此而外耗,塌痒外剥,命由此丧,谁之过欤?

【注释】

①惟:为。

②鼠粘:据文义疑当指鼠粘子,又名牛蒡子。

虚症补气不补血论

虚弱痘症,精神倦怠,面青㿠白,盖气不充,则精神倦怠,血不荣,则面青㿠白。今治虚症,补气不补血者,何也?气有神而无形,补之则易充,血有形而无神,补血之药难收速效。况气阳而血阴,阴从阳,血从气者,理也。故补气不补血,使气盛而充,则血自随而亦盛矣,况补血之剂,如当归、生地皆能润燥滑下,多用恐致溏泄故耳。然虚症痘疹,亦有白陷不荣,不得已而用当归、芍药补血之剂,亦有虚火外浮,痘点矾红,而类于血热之证,不得已而用紫草、红花、生地活血凉血之药,并用酒炒以抑其润下之性,借酒力而行之达表,则补血活血之中,而兼升提发达之妙,庶乎,润肠而无溏泄之患矣。

虚痘坏势必至辨

气虚痘症,初发身热悠悠,乍热乍凉,肌慢神倦,面青㿠白,饮食减少,手足时冷时热,呕吐便溏,痘点方见,隐隐不振,淡红皮薄,三四日陆续不齐,不易长大。五六日不易成浆,少食气馁,伤食易泄。七八日塌陷,灰白不起,自汗微渴,或腹胀喘渴,泄泻塌痒,闷乱,咬牙寒战,头温足冷,势所必至。故治虚痘初发之时,不宜投参苏饮、人参败毒散、黄连解毒汤、升麻葛根汤、紫草三痘饮,当用参芪饮。气粗皮燥无润色,亦忌之,只以四君子汤减人参,少加桔梗、川芎、大腹皮补益之中,略佐以升提之法为妙。点子出齐,重用参芪,及至八九日间,无他凶症,用法如常。若或顶陷灰白不起,浆清,自汗,微渴,大补汤加肉桂。塌陷灰白、腹胀泄泻,用木香散。塌痒闷乱、腹胀渴泻、喘嗽、头温足冷、寒战咬牙者,急进异功散救之。

虚痘变实辨

　　气虚痘症，父母能守禁忌，及用药不误，调燮顺候，则元气充实，腠理坚固，脾胃强健，饮食如常，二便清调矣。若补益太过，浆足之后重用参芪，容易有腹胀喘急之患，用枳壳汤。误用五苓、木通，多则有大便秘塞之患，用宽中散。便实而泻，用门冬汤。用丁桂辛热之剂，则亦有咽喉肿疼、烦躁闭泻之变，用滋阴润燥汤。盖喘急腹胀、大便秘坚、烦渴咽痛，皆类实症也。然而气虚变实者，非真实也，是病浅而用药过深之殃也，只宜斟酌，不宜疏通，若疏利太过，则方生之气复虚，而脱症将至矣。

虚痘似实辨

　　气虚痘症，或为饮食生冷调理失宜，致伤脾胃，遂成泄泻，津液下陷，虚火上盛，必发而为渴。元气下陷，则虚阳上拥，下气不续，必发而为喘，夫渴与喘，实症也。起于泄泻之后，问为津液暴亡而渴，气虚而喘，岂有实热而渴，气拥而喘，生于泄泻之后哉？故治泻，则用参苓白术木香散。渴泻不止即用异功散。喘则用人参定喘汤、独参杏仁汤。喘渴而泻，木香异功散。闷乱腹胀，毒成内攻，眼合自语，已名失志，谬认为实，医何愚哉！

拥热实症似虚辨

　　身发壮热，毛直皮燥，睡卧不安，腮红睛赤，气粗烦渴，腹胀便秘喘急，皆实症也，此热盛毒重拥遏之故。而又见呕吐之症，呕吐似虚也，然未知热毒在内，不得伸越，则上逆攻冲而吐。《经》云：诸逆攻冲，皆属于火者是也。或为寒冷所搏，或因乳食不节，致伤风冷，则使内热不得发越，冷暖相拒而吐。毒不得伸越者，从升阳发散为最，相拒而吐者，引之在下，如猪苓、泽泻、陈皮之类。又有泄泻诸症兼见者，泄泻似虚也，然因热毒郁盛，熏炙脾胃，不得外达，则毒从下陷，寻窍而泻，所谓毒热下注者是也。古云：未出而泻者生，既出而泻者死，概可见矣。治法当以升提发散，引毒达表，毒得外解，则内泻自止，兼伤食而泻者，轻者加消化之剂，重者从之。又有不思饮食，书云：不思饮食，皆属内虚者是矣，然不知郁热之症，盖因毒气在内，不得伸越达于肌表，二便秘结，腠理阻塞，热毒拥盛，腹胀喘急，不思饮食者，必然之势也。治法宜以升提发散，引毒达表，则热气有所伸越，而脏腑和平，饮食自进矣。若误用丁桂、半夏等热药，与呕吐泄泻不食之症，是以热攻热，而转增烦剧。用人参、黄芪、茯苓、白术等补剂，与腹胀不思饮食之症，则邪得补而愈盛，药一入口，立见杀人，医之过，可不慎欤。他如龙骨、豆蔻虽能止泻，神曲、麦芽、砂仁虽能助脾化食，皆不当用于拥热不食之症，绝此业者鉴之。

热症变虚辨

血热痘症，只宜清凉发散，不宜峻用苦寒。若投寒剂，如升麻、芩、连及滑石之药，必至内伤脾胃，外冰肌肉，脾胃伤轻，则饮食减而溏泻，重则洞泄无度，而遂致虚寒。肌肉冰，热蒸之气不行，腠理闭塞，痘不肥大，不起发，不行浆，遂成伏陷，此热症变虚之验。虚症既明，便从虚治，参芪丁桂，亦所不忌，五六日后见之，则木香异功散在所宜施，唯在审症而斟酌之也。

拥热变虚辨

毒盛拥遏，固宜升提发散为主，而佐以清凉解毒为善，又宜得平乃止。若发散太过，必致肌表空虚，元气耗散，内贯清浆，或虚抬空壳，则痒塌外剥，或溃烂不收，百变皆至。见此数端，皆成表虚。表既虚，则元气从此耗泄，而内气亦不能自守。略伤饮食，或伤生冷，则成泄泻不止，遂成虚寒而气脱，烦渴闷乱，寒战咬牙，无所不至矣。既知虚症，治从虚例，参芪白术丁桂姜附，亦所不忌。六七日后见之，虽木香异功亦宜急进，在察症而酌量之也。

实热拥遏痘症用木香异功散

实热拥遏之症，多用寒凉，致冰伏泄泻。发散太过，或成表虚。既成冰硬，药宜温和，姜桂之热，亦所不忌。泄泻之后，热气自散，真气自虚，既成气虚，药宜补益。气虚必寒，虚寒既明，药宜温补。是以始出之时，虽为血热拥遏，至于四五日后，身皮不热，肌肤冰冷，痘疮不长，焉得不进以温和之剂，如官桂、川芎、干姜之类，使内气一暖，则外气自和。泄泻之后，其内气必虚，虽有腹胀、烦渴、喘急，焉得复为实热？不过内虚伏陷，毒成内攻而然，故实热之症，七八九日，曾经泄泻，皆从虚治，有木香异功之症，便进木香异功为贵，如无冰硬之症，切勿误投温剂。无泄泻之症，勿得误投木香异功散等，盖塌陷倒靥干枯，而无冰硬泄泻之患者，多因热毒内攻而然，故宜百祥、猪尾等方以治之，可也。

育婴集

　　凡气虚之症，初发身热，手足厥冷，乍冷乍热，精神倦怠，肌肉㿠白，饮食减少，四肢倦而睡卧安静，便清自调，虚症无疑。未见点前，用参芪饮，加轻剂发散，如紫苏、防风、白芷。见点之后，用参芪饮，加轻剂如川芎、桔梗。见点四日之后，重用参芪饮，随病加减处治。七八日浆足之后，保婴百补汤，调养气血而已，此症未消，塌陷黑靥者，多用木香异功散收功。

　　凡血热之症，初发身热壮盛，腮红脸赤，毛焦色枯，烦躁渴欲饮水，日夜啼哭，睡卧不宁，好睡冷处，小便赤涩，热症无疑。未出之前，升麻葛根汤或升麻流气饮，虽皆可服，总不若十神解毒汤为稳。未出至见点三四日后，热症悉平，势将行浆，从太乙保合汤加减。八九日浆足之后，则有保婴百补汤调养之。此症八九日间，有紫黑干枯，及青灰干黑陷者，则有夺命大造、谈笑博金、一字金或百祥、牛季、猪尾、独神等方[①]，皆可审用。唯经泄泻之后，有黑陷干红者，则从木香异功散治之。

　　凡热毒拥遏之症，初发身热壮盛，腮红脸赤，毛焦皮燥，气粗喘满，腹胀烦躁，狂言谵语，睡卧不安，大便秘结，小便赤涩，面浮眼胀，多啼多怒，系热毒拥遏。未见点时，先须升麻葛根汤一服，随服羌活散郁汤。至见点三日之内，诸症悉平。势将行浆，则服益元透肌加减。浆足之后，服婴童百补汤调养而已。六七日外，有紫黑干枯及青灰干白陷者，则有夺命大造、博金、一字金、百祥、牛季、猪尾、独神等方，皆可审用。唯曾经泄泻，有木香异功症，则从木香异功治之。

【注释】

　　①夺命大造、谈笑博金、一字金或百祥、牛季、猪尾、独神等方：夺命大造，即大造夺

命保童丸,方见卷八痘疹门"紫陷黑陷"条下。谈笑博金即谈笑博金丹,一字金即一字金丹,百祥即百祥丸。牛季即牛季膏,方见卷十痘疹门。猪尾即猪尾膏,方见卷七痘疹门"锁唇"条下。独神,疑当作"独圣",即独圣散,方见卷十痘疹门。

治虚弱痘症有二法

小儿痘症的系气虚,则宜补气,气虚易寒,又宜温补之,温补二法之中,酌量轻重处治,方为妙用。

治血热拥遏有五法

表热盛,则痘必干枯。表太凉,则冰伏。内热盛,则秘结。内太凉,则泄泻。气拥盛则腹胀喘满,热毒为所抑而不得伸越,则腹胀狂乱。毒气弥盛,则表里受重,而婴童难任。是故治痘之法,在安表、和中、匀气、透肌、解毒五者而已。安其表,使无干枯冰伏之患。和其中,使无便结泄泻之变。匀其气,使无拥盛喘满之过。透其肌,使热得以伸越而达表。解其毒,使内外有所分消。五者不失,则血热拥遏之症,热虽绵密,亦不足忧矣。

痘有当微汗微下之说

治痘有云:非微汗则表不解,非微下则里不解。曰微者,恐其过也。此言表热方炽,红点未见之先,影而不出,烦躁,红起不活动,若此宜以轻扬之剂,微开腠理,不致毒气拥于皮肤之间,使痘易出,然或减其盛势也,如惺惺散与升麻葛根汤,参苏饮之类。曰既见红点,忌葛根,恐其表虚故也。表实者,用亦无妨。亦有当下之痘而不下者,后成紫黑,拥毒热结血枯,又为失下之患。盖痘未出之时,脉

育婴集

数洪大,小便赤,大便秘,气粗腹胀,唇焦烦渴,此是毒气拥盛而不得泄,宜微下之,使内无阻滞,荣卫升降,痘出顺矣,如百祥丸、宣风散、元明粉之类,大抵痘疹首尾无急症,慎不可汗下,恐元气一耗,浆无依而成,后必为患矣。

痘不可妄表妄下之辨

盖痘疹一症,发散转关,皆称不可妄者,恐其用之不当也。有痘本稀,原无闭塞表热不快之症,而妄用重药以发之,则在后必成斑烂,喑哑,皮薄痒塌,而为脱者多矣。有气血本和,原无便闭热毒紫黑之症,而妄用重药以下之,则在后必成陷伏不起,胃弱灰白,而变虚羸腹胀者是矣,此妄表妄下之过也,医者可不审其表里轻重之宜,而辄施汗下哉。

时热四藏形症

夫痘之发也,藏于内者有各脏所属不同,彰于外者,有时热形痘之异,何以见之?夫寅卯辰时,微热呵欠顿闷者,属肝,肝之液为泪,泪出为水,其痘之色青而小。巳午未时,微热,时作惊怖者,属心,心主血,其疮多斑,色赤而小。申酉戌时,微热面赤,咳嗽喷嚏者,属肺,肺之液为涕,涕浊而淡,其疮色微白而大。亥子丑时,潮热,乍凉乍热,手足冷多睡者,属脾,脾统血,所发为疹,其疮色多黄而浅,独肾在腑下,不受秽浊,故无症耳。

五脏六腑所属

心属火,其色赤,液化汗,舌为苗,小肠为腑。
肝属木,其色青,液化泪,目为窍,胆经为腑。

脾属土,其色黄,液化涎,口为窍,胃经为腑。

肺属金,其色白,液化涕,鼻为窍,大肠为腑。

肾属水,其色黑,液化唾,耳为窍,膀胱为腑。

命门与肾相同,属火性水,三焦为腑,然三焦无形状,在男子以藏精,在女子以系胞,五脏属阴,然痘疮出自五脏,面部先见,稀少者为佳,六腑属阳,然痘症出自六腑,头面成粒,淡多者为愈。

轻痘歌

热缓神清痘小稀,根窠红活出参差,四肢温暖无寒热,乳食如常渴泻除,太阳面颊俱光润,手足累累圆似珠,更兼腰项当心少,但宜调护不须医。

重痘歌

初热一日即便出,稠密鲜红减饮食,泄泻烦渴头面多,红斑夹疮二便涩,平阔灰白欠光明,疔毒脓疮水流湿,若此重痘须预防,莫待临期来疏失。

逆痘歌

热极腰疼发不出,昏睡沉沉不纳食,一剂涌出如蚕种,红紫蓝斑兼黑陷,邪视皮浮痘若无,顶似尘铺兼火刺,面唇先肿目无神,脚冷如冰渐过膝,无分皮肉一班红,声哑唇焦言不出,水疱痒塌并空疱,牙疳臭烂闻不得,寒颤咬牙痘后惊,靥若竹衣①便脓血,此皆死症不须医,总遇神仙难着力。

头面部位吉凶歌

痘疹初形有轻重，表里虚实各不同，但观面上诸经络，生死吉凶自灵通，左脸肝兮右脸肺，脾为年寿①及人中，心属印堂方广角，肾为颧骨耳尻逢，此是阴阳部位属，痘嫌枯滞及鲜红，假如年寿初见发，人中腮颊亦相同，淡红磊落如珠润，过期七日自然安，若越印堂方广出，心家热毒解方隆，颧骨耳同及麻紫，重极须知命必终。

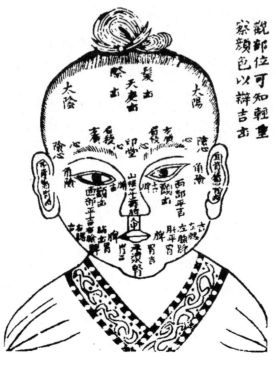

头面部位吉凶图

【注释】

①年寿:指印堂与山根之间的部位,即两眉之间至鼻根。

生死总要歌

育婴集

初生红点带红紫,发斑之症五日死;初出满顶连红肉,七八九日气绝耳。斑如锦纹六日终,斑青顷刻入阴中。痘出如沸无缝者,摸不碍手无治也;若如汤泡及火烧,十日痒塌死难饶。痘初腰腹疼不已,烦躁紫黑口臭死,头面一片如胭脂,六日后死何必疑。肉面肿浮疮不肿,胸高面突不治重,痘白面光根不红,久后抓破死无脓,无脓痒塌十二期,有脓血者不死医。如麻无缝痘不好,声哑气急命皆危,痘疹灌脓色光明,乃伤风寒参苏灵;若是泣啼咳嗽哑,痘色光明也不妨,痘色不好声音哑,断他必死不为假。舌卷囊缩目无神,饮食刺喉必难存;紫疱刺破出黑血,便中肠垢不治论;吐泻若还甚不止,蛔虫出者死难当;已未出痘声音变,先痘后惊治不宁;三日痘窠全不起,红肿如瓜君莫治;顶陷有眼似针穿,紫黑色者死决然;根窠紫色血干燥,全不起状亦难延;陷伏腹胀不饮食,神昏气促命归全。腰腹或痛或不痛,紫点不发更可嫌;闷乱不宁并黑陷,神气昏愦决死言。灌脓之时忌清水,皮白而薄水疱似,无知徒谓此好看,三四日后抓破血;灌脓干枯无血水,此名空疮痘可惊,泄泻不止二便血,乳食不化痘烂死;灌时二便全不通,目闭声哑症亦凶,腹中胀满肌肉黑,若还医治必无功。当靥痒塌无脓血,皮如血壳干即绝;寒战咬牙噤口者,手足颤掉勿治也;目闭腹胀过膝冷,纵有神丹救不醒。

轻痘变重:不忌口,常泄泻,过服寒凉,生人辄至,畏风寒,犯房事,秽气相触。

重痘变轻:节饮食,避风寒,调理得宜,常和暖。

验形察色

　　夫痘有气血之盛衰，有形色之轻重，大抵形属气，而色属于血也。初出之时，点若蚊咬，滞而不起，虽起塌润皮薄而软，邪视若无，面唇先肿，小者稠密，而大者平陷，此皆气虚形重也。小而高耸，根窠圆净，先出先长，日见活动，光润不燥，坚实碍指，头面稀疏，饮食不减，此皆气旺形轻也。见点之初，顶若火刺，红而干枯，紫而昏暗，夹斑带疹，白而枯涩，黑若尘铺，此皆毒滞色重也。初出淡红，渐觉明亮，四五日之间，顶若水白，根窠红润，此皆血活色轻也。然则治痘者，可不因其形之轻重而药之哉。亦有痘色红紫成片近黑，黑如乌羽而有沙眼，用手摸过转色者，犹有血活之意，如无杂症或有可救，若黑如碳者，此血死不可治也，凡看痘者依此推之。

卷七　痘疹门

蒙头

蒙头图

绕头贯项似蒙头，毒参阳位真恶候，形圆顶尖通圣施，热壅红肿枉用功。
此毒参阳位之症，余痘稠密者不治，余痘若疏朗明润，体不甚热者，宜服松肌通
圣散治之，减去羌活，恐其引毒上升，不可服大黄，医者须细心验之。

◎松肌通圣散

当归尾三钱(酒洗)，赤芍二钱(酒洗)，青皮一钱五分，紫草二钱，荆芥穗二钱，红花一钱，牛子二钱(炒)，防风一钱五分，地丁三钱，蜂房一钱五分，山楂肉五钱，木通一钱五分，引用苇尖五个，芫荽水煎服。

抱鬓

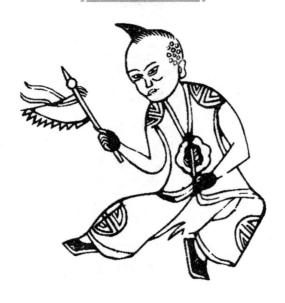

抱鬓图

鬓接太阳杂毒生，稠密粘连火毒拥，先服通圣发散剂，次宜归宗攻毒良。

◎松肌通圣散

方见前蒙头症治。

◎归宗汤

山楂肉四钱，青皮二钱，生地三钱，赤芍二钱，川大黄二钱，木通一钱五分，牛蒡子二钱(炒)，荆芥穗一钱五分，引用地龙三条，水煎服。

蒙㿠

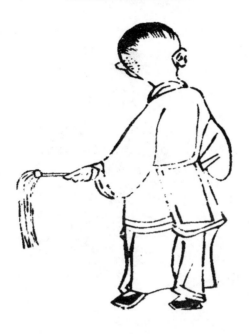

蒙㿠图

攒抱耳后谓蒙㿠，此系肾经热毒出，通圣归宗皆当用，外贴胭脂法莫迟。

◎**松肌通圣散**

方见前蒙头症治。

◎**归宗汤**

方见抱鬓症治。

◎**胭脂膏**

升麻三钱，煎浓汤去渣，用胭脂一块，于汤内揉出红汁，再加雄黄五分（水飞），调匀贴惠处。

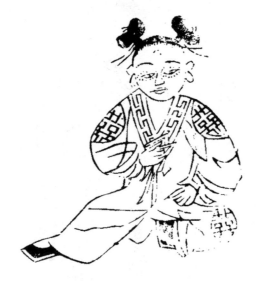

锁眼图

育婴集

两眼周围痘攒拥,毒伤于脾最可忧,内服清热解毒汤,外用胭脂贴法良。

◎ 胭脂膏

方见蒙靺症治。

◎ 清热解毒汤

荆穗一钱五分,山楂肉三钱,青皮一钱五分,丹皮二钱,木通一钱五分,生地三钱,红花一钱,前胡三钱,地丁二钱,川黄连一钱,滑石一钱五分(水飞),牛蒡子二钱(炒),蝉蜕八个(去头、足),灯心二十寸,水煎服。

抱鼻

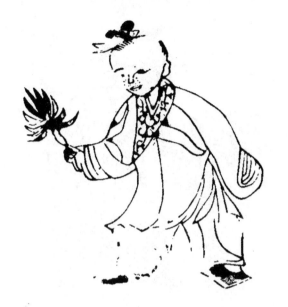

抱鼻图

痘出周围绕鼻端,毒结脾肺症难痊,外用胭脂膏涂鼻上,内服黄连解毒丹。

◎胭脂膏

方见蒙骱症治。

◎黄连解毒汤

川黄连一钱五分,黄柏一钱,丹皮三钱,生地五钱,黄芩一钱五分,栀子一钱五分,连翘二钱(去心),生甘草一钱,灯心十五寸,水煎服。

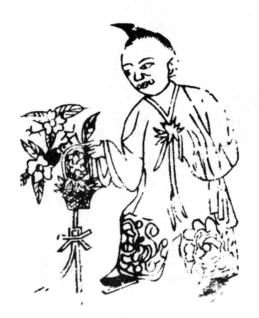

锁口图

枭毒伏脾拥口旁,有单有双生唇上,外用针刺胭脂法,内服泻黄散自康。

◎胭脂膏

方见蒙睑症治。

◎泻黄散

犀角一钱(磨汁),黄连一钱,生地四钱,青皮一钱五分,木通一钱五分,石膏三钱(煅),丹皮二钱,荆芥穗二钱,牛蒡子二钱(炒),大黄三钱,红花一钱,地丁三钱,灯心十五寸,水煎服。

锁唇

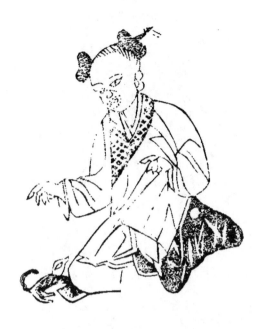

锁唇图

痘毒攒聚唇边生,肿硬燥烈如黄蜡,泻黄散和猪尾服,外用胭脂贴法良。

◎**泻黄散**

方见锁口症治。

◎**胭脂膏**

方见蒙胒症治。

◎**猪尾膏**

取小雄猪尾血十数滴,和入冰片五厘,调于煎剂内服之。

托腮图

托腮两边攒成片,气为毒滞起发难,速服黄连解毒汤,紫硬黑陷归宗攒。

◎**黄连解毒汤**

　　方见抱鼻症治。

◎**归宗汤**

　　方见抱鬓症治。

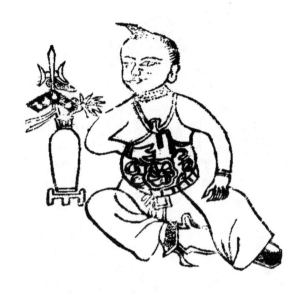

锁项图

连串环绕名锁项,毒结咽喉命不长,音哑呛水食难入,清金攻毒猪尾良。

◎猪尾膏

方见锁唇症治。

◎清金攻毒饮

元参三钱,牛蒡子二钱(炒),桔梗二钱,川大黄三钱,枳壳一钱五分(炒),荆芥穗一钱五分,前胡二钱,白僵蚕一钱五分(炒),山楂五钱,蝉蜕十个(去头、足),山豆根一钱五分,生甘草一钱,灯心二十寸,水煎服。

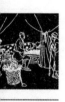

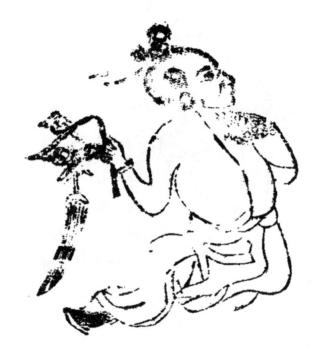

披肩图

两肩攒聚名披肩,拥遏阻塞毒透难,清热解毒汤有功,便若秘兮归宗攒。

◎ **清热解毒汤**

方见锁眼症治。

◎ **归宗汤**

方见抱鬈症治。

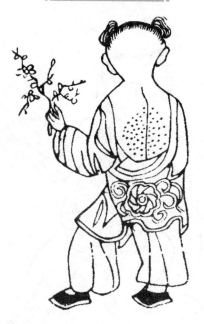

聚背图

　　背属阳兮不宜多,攒簇成片命难活,根若松兮通圣施,板实而硬归宗灵,胭脂膏贴莫埃迟,须得腐烂方庆生。

◎松肌通圣散

　　方见蒙头症治。

◎归宗汤

　　方见抱鬓症治。

◎胭脂膏

　　方见蒙骭症治。

攒胸

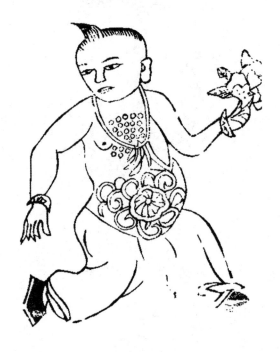

攒胸图

胸前出痘宜稀朗，若犯攒聚命不长，凉膈攻毒饮急攒，速使枭毒向外传。

◎凉膈攻毒饮

元参三钱，生地四钱，荆芥穗一钱五分，地丁三钱，石膏三钱(煅)，川黄连一钱五分，栀子一钱五分，青皮二钱，桔梗二钱，牛蒡子二钱(炒)，赤芍二钱，木通一钱五分，薄荷一钱五分，甘草一钱，苇尖十个，竹叶七片，水煎服。

两截图

两截之痘形甚异，气不生兮血阻凝，中间绝无毒拥滞，归宗地龙要急功。

◎**归宗汤**

方见抱鬓症治。

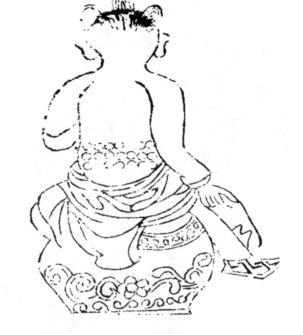

缠腰图

腰主肾经痘喜疏,连环如珠绕周围,治要峻攻莫稍待,速服必胜自安宁。

◎必胜汤

荆芥穗二钱,赤芍二钱,川大黄三钱,青皮一钱五分,生地三钱,木通一钱五分,牛蒡子二钱(炒),蝉蜕十个(去头、足),桃仁泥一钱五分,葛根三钱,红花一钱(酒洗),地龙三条,山楂肉四钱,地丁二钱,苇尖十个,水煎服。

囊腹

囊腹图

腹前攒聚痘如囊,热毒熏蒸势猖狂,松肌透毒通圣治,攻毒凉血必胜当。

◎**松肌通圣散**

方见蒙头症治。

◎**必胜汤**

方见缠腰症治。

育婴集

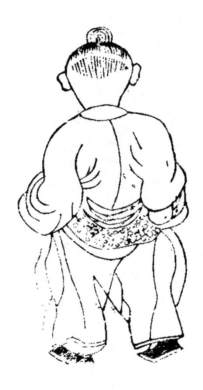

鳞坐图

　　两臀痘形攒如鳞,此症急治莫消停,平而干滞通圣施,板而紫滞攻毒灵。

◎松肌通圣散

　　方见蒙头症治。

◎凉膈攻毒饮

　　方见攒胸症治。

囊毬

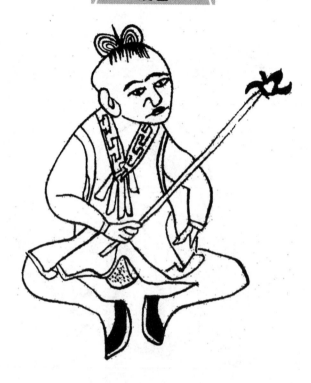

囊毬图

肾囊稠密号囊毬,毒拥交会最堪愁,治法宜服散结汤,炽热过盛加大黄三钱。

◎ **散结汤**

照方外加大黄。

荆芥穗一钱五分,牛蒡子一钱(炒),地丁二钱,羌活一钱五分,紫草一钱五分,丹皮二钱,赤芍二钱,青皮一钱五分,升麻一钱,东查肉二钱,川芎一钱,木通一钱,苇尖七个,水煎服。

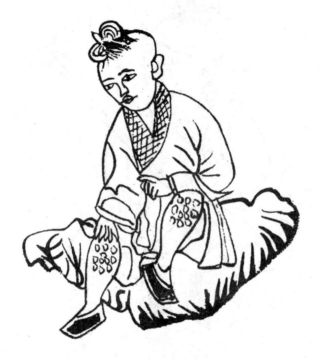

抱膝图

两膝之痘攒成饼,稠密无缝抱膝名,预防行浆不能达,通圣散加牛膝灵。

◎松肌通圣散

方见蒙头症治,照方加牛膝二钱(酒洗)。

锁咽

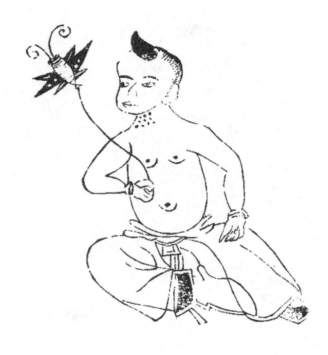

锁咽图

痘犯锁咽最难当,攒簇又若叠钱形,必发肿痛又作呛,清金攻毒是良方。

◎**清金攻毒饮**

方见锁项症治。

无根

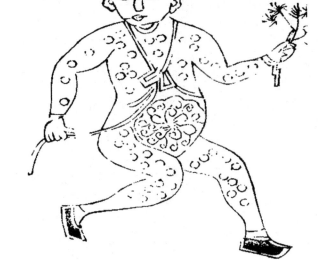

无根图

自膝以下痘无形,小腹坚硬势多凶,热毒锢蔽壅脾经,攻毒透表散郁灵。

◎攻毒散郁汤

当归三钱,赤芍三钱,山楂肉五钱,川大黄三钱,羌活二钱,荆芥穗一钱五分,牛膝一钱五分,地丁三钱,丹皮三钱,露蜂房一钱五分(炙),红花一钱,青皮二钱,桂枝七分,苇尖十个,水煎服。

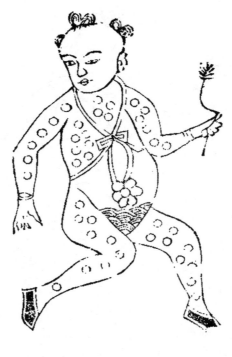

四空图

遍身稠密毒热壅,手足不见名四空,中气固结困脾端,和中解毒自然安。

◎和中解毒汤

枳实三钱(炒),厚朴二钱(姜炒),青皮二钱,山楂肉五钱,荆芥穗一钱五分,
川大黄三钱,香附三钱(酒炒),赤芍二钱,地丁二钱,红花一钱五分,桂枝一钱,
羌活一钱五分,苇尖十个,水煎服。

育婴集

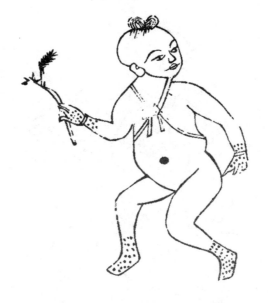

四实图

毒结脾拥身不见,手足无缝四实名,光状如珠红与白,归宗汤服可望生。

◎归宗汤

方见抱鬓症治。

归注:四实者周身不见一粒,而手足稠密无缝也,因毒结于脾乡,拥延而逼于四肢,四心灰白,而行浆者不治,而况遍身不见一粒,独发于四心者乎!迨脚之痘光状如珠,根红项白,不知脾气已绝,危在旦夕,所谓枯阳之花也,归宗汤服之,尚可望其生也。

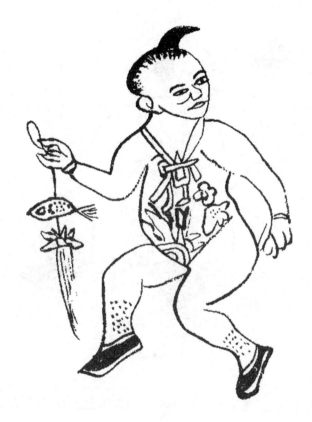

抱胫图

足胫属肾痘成片，枭毒盤聚最可忧，预防行浆难下达，松肌通圣治之灵。

◎松肌通圣散

方见蒙头症治。

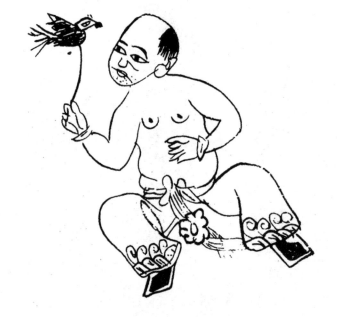

托颌图

颌主肾经名海底，攒聚此处奈如何，外以胭脂贴法治，内服清金攻毒良。

◎加减清金攻毒散

元参五钱，荆芥穗一钱五分，牛蒡子二钱(炒)，桔梗二钱，枳壳一钱五分，前胡二钱，赤芍二钱，川大黄三钱，蝉蜕十个(去头、足)，木通一钱，甘草一钱，山楂肉五钱，灯心草三十寸，水煎服。

锁肛

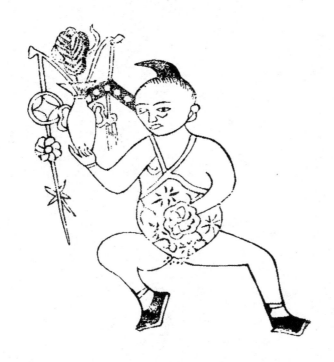

锁肛图

痘犯锁肛最堪忧，中气闭结岂能透，急用宽中透毒治，毒宣热解方可休。

◎宽中透毒汤

枳实三钱(炒)，陈皮三钱，葛根三钱，苦参二钱，黄芩一钱五分，川大黄三钱，滑石三钱(水飞)，赤芍二钱，木通一钱五分，地丁三钱，青皮二钱，生姜三片，芫荽一撮，水煎服。方内有山楂肉五钱。

卷八　痘疹门

蛇皮

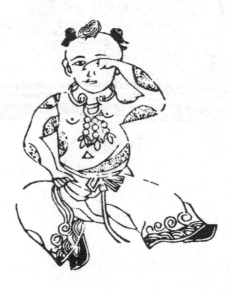

蛇皮图

痘出遍身似蛇皮,攒簇成片漫无拘,无论见形未见形,速投归宗猪尾良。

◎**归宗汤**

方见抱鬓症治。

◎**猪尾膏**

方见锁唇症治。

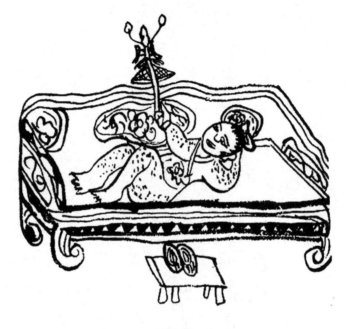

蚕种图

痘出稠密如蚕种，枭毒烈火势多凶，急投归宗方可救，痘若松活望其生。

◎归宗汤

方见抱鬈症治。

燕窝

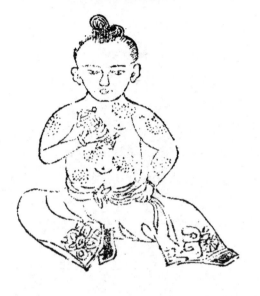

燕窝图

痘形攒簇如燕窝,累累联联不成颗,宜服猪尾贴胭脂,凉血解毒有神功。

◎猪尾膏

方见锁唇症治。

◎胭脂膏

方见蒙骯症治。

◎凉血解毒汤

当归三钱,生地五钱,连翘二钱(去心),红花一钱,丹皮二钱,紫草一钱五分,白芷一钱五分,桔梗二钱,川黄连一钱,生甘草一钱,灯心二十寸,水煎服。

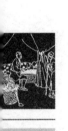

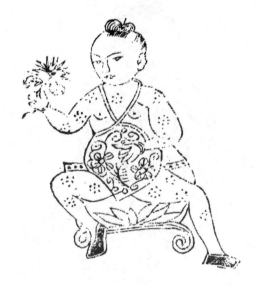

鼠跡图

五六相攒似鼠跡,多见为重少易攻,速用归宗猪尾膏,相并成疱始得生。

◎**猪尾膏**

　　方见锁唇症治。

◎**归宗汤**

　　方见抱鬓症治。

【注释】

　　①跡:同"迹"。

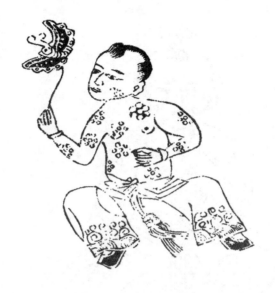

叠钱图

痘出平扁颗不分,团团攒簇似叠钱,轻用胭脂猪尾治,重投凉血攻毒痊。

◎ **胭脂膏**

方见蒙龡症治。

◎ **猪尾膏**

方见锁唇症治。

◎ **凉血攻毒饮**

川大黄三钱,生地三钱,青皮二钱,木通一钱,荆芥穗一钱五分,牛蒡子二钱(炒),赤芍二钱,葛根三钱,红花一钱,丹皮三钱,蝉蜕八个(去头、足),灯心三十寸,水煎服。

育婴集

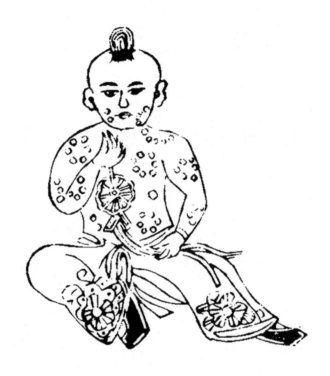

环珠图

痘出如圈名环珠,气拥毒滞因火阻,清热解毒宜早投,毒解浆生可无忧。

◎**清热解毒汤**

方见锁眼症治。

紫背图

视之有点摸无形,参差紫点似浮萍,血瘀毒炽宜急治,凉血攻毒色渐红。

◎凉血攻毒饮

方见叠钱症治。

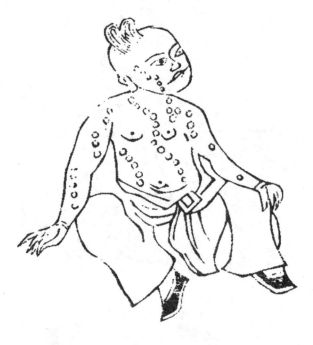

蟹爪图

痘形贯珠连串碎,上阔下细蟹爪名,根窠起胀毒将解,清热解毒立奇功。

◎**清热解毒汤**

方见锁眼症治。

瓢沙①

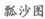

瓢沙图

痘出平扁及歪斜,无顶无盘似瓢沙,细小暂宜通圣治,紫黑必须服归宗。

◎松肌通圣散

方见蒙头症治。

◎归宗汤

方见抱鬓症治。

【注释】

①瓢沙:即芜萍,这里指痘的形状。

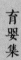

育婴集

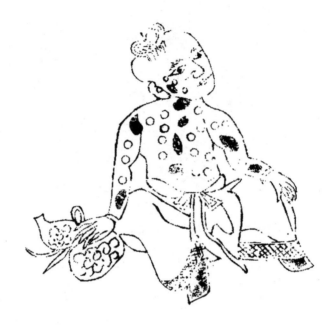

血疱图

痘夹血疱肺热壅,紫赤二色分轻重,清凉解毒为妙剂,解尽热毒浆自生。

◎清凉解毒汤

生地五钱,生黄芪二钱,当归二钱,白芷一钱五分,连翘二钱(去心),紫草一钱五分,桔梗二钱,丹皮二钱,赤芍二钱,红花八分,川黄连一钱,生甘草一钱,灯心二十寸,水煎服。

水疱

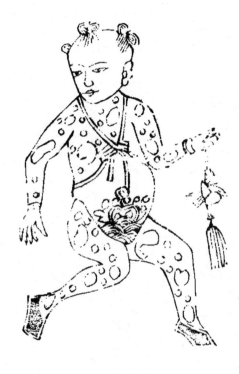

水疱图

水疱湿热浸脾经,手足稠密遍身轻,速用解毒利水剂,转为红活化成脓。

◎解毒利水汤

生黄芪四钱,生地二钱,当归三钱,白芷一钱五分,猪苓一钱五分,泽泻一钱五分,丹皮一钱,川黄连一钱,生白芍二钱,赤茯苓二钱,红花八分,生甘草一钱,灯心二十寸,水煎服。

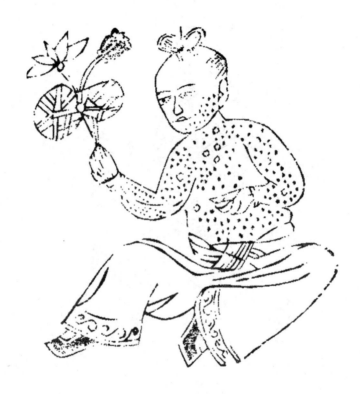

肉肿痘不肿图

痘疮未起肉先浮,皮光色艳正堪愁,色若赤艳救苦施,淡红速将大补投,浑身赤色毒热壅,早服归宗莫可停。

◎ 羌活救苦汤

羌活一钱,川芎一钱五分,白芷一钱五分,牛蒡子二钱(炒),桔梗二钱,蔓荆子一钱(炒),升麻一钱,生黄芪三钱,防风一钱五分,人中黄[1]七分(火煅焦),灯心

育婴集

十寸,薄荷五分,水煎服,外加连翘二钱(去心)。

◎ **参归大补汤**

　　人参三钱,当归三钱,生黄芪三钱,紫草茸②一钱,白芷一钱五分,防风一钱五分,川芎一钱,甘草一钱,厚朴二钱(姜炒),木香五分(煨),桔梗二钱,山楂肉三钱,生姜三片。水煎服。

◎ **归宗汤**

　　方见抱鬓症治。

【注释】

　　①人中黄:中药名。为甘草末置竹筒内,于人粪坑中浸渍一定时间后的制成品。味甘、咸,性寒。归心、胃经。具有清热凉血、泻火解毒的功效。常用于治疗天行热病、温病发斑、大热烦渴、痘疮血热、丹毒、疮疡等。

　　②紫草茸:紫胶虫吸取寄主树的树液后分泌出的紫色天然树脂,主要含有紫胶树脂、紫胶蜡和紫胶色素。

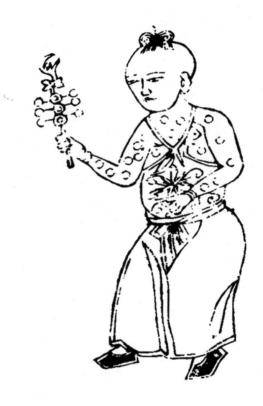

育婴集

干枯图

痘形干枯光润少,皆因毒火郁其中,当归活血宜急施,若要缓治症有凶。

◎ **当归活血汤**

当归三钱,川芎一钱五分,赤芍三钱,生地五钱,红花一钱五分,紫草一钱五分,黄芩二钱,川黄连一钱,川大黄三钱,水煎服。

铺红

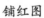

铺红图

　　铺红乃因元气弱，血不归附散漫行，肌肤尽红根紫艳，气失其正症多凶，气虚九味神功施，邪盛凉血解毒强。

◎九味神功散

　　人参三钱，生黄芪三钱，紫草一钱五分，红花一钱，前胡二钱，牛蒡子二钱（炒），生白芍二钱，生地三钱，生甘草一钱，生姜三片，枣二枚，水煎服。

◎凉血解毒汤

　　方见燕窝症治。

卷八　痘疹门

195

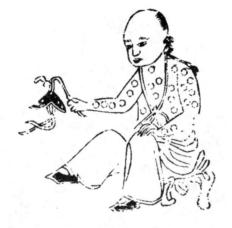

根窠无晕图

血虚之痘色多散,根脚无晕少红艳,芎归保元汤可食,参归鹿茸有奇验。

◎芎归保元汤

人参三钱,炙黄芪二钱,当归身三钱,川芎一钱五分,枸杞一钱五分,炙甘草一钱,福元肉①五枚,水煎服。

◎参归鹿茸汤

人参三钱,炙黄芪二钱,当归身三钱,鹿茸五分(酒洗),麦冬一钱五分(去心),炙甘草一钱,糯米一撮水煎服。

【注释】

①福元肉:即产自福建的龙眼肉。

皮薄浆嫩图

痘疮皮薄脓淡清,皱软溶溶湿烂成,气血两虚势多凶,速服十全可回生。

◎十全大补汤

人参三钱,山药二钱炒,炙黄芪五钱,白茯苓一钱,当归身三钱,川芎一钱,白芍二钱(酒洗),熟地黄三钱,肉桂七分(去皮),炙甘草一钱,生姜三片,枣二枚,水煎服。

空壳无浆

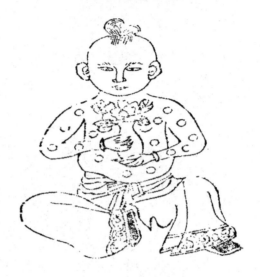

空壳无浆图

痘壳圆融浆不行,虚实之中要分明,血虚淡白热紫滞,千金四物慎审用。

◎千金内托散

人参三钱,炙黄芪二钱,当归三钱(酒洗),白芍二钱,川芎一钱,白芷一钱,官桂一钱(去皮),木香五分(煨),厚朴一钱(姜炒),防风一钱五分,山楂肉三钱,甘草一钱,生姜三片,水煎服。

◎加味四物汤

当归三钱,川芎一钱五分,白芍二钱(酒炒),连翘二钱(去心),紫草茸一钱五分,生地三钱,水煎服。

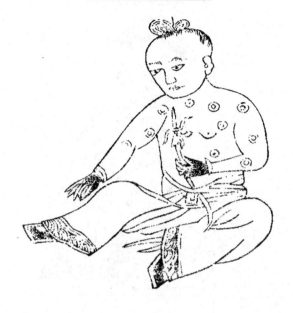

痘顶塌陷图

痘顶塌陷缘气虚,面白肢冷大便溏,补中益气汤速攒,顶气充实浆自盈。

◎补中益气汤

人参三钱,山药二钱(炒),炙黄芪二钱,当归身三钱,陈皮一钱五分,升麻五分(炒),柴胡五分(炒),炙甘草一钱,生姜三片,枣二枚。水煎服。

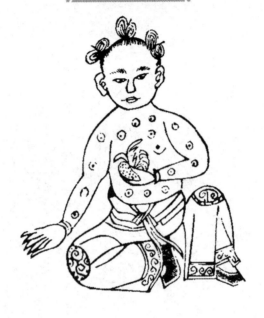

灰陷白陷图

灰白顶陷无脓浆，气血虚寒不振扬，速用二神鹿茸汤，鸡冠人牙更堪尝。

◎二神散

丁香九粒，干姜一钱，上为细末，每服五分，白汤送下。被盖片时，返阴回阳，则痘即转红活矣。

◎鸡冠红血

大雄鸡一只，先用白酒一钟炖温，刺鸡冠血数滴入杯中和匀仍炖温，调煎药内服之。

◎人牙散

人牙一个，火烧存性为细末，入麝少许调服，则痘即变红润矣。

紫陷黑陷

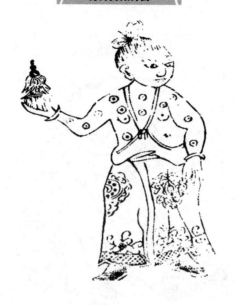

紫陷黑陷图

紫陷黑陷根不松,毒火郁闭气不通,夺命保童归宗攒,起死回生真不难。

◎夺命五毒丹

蟾蜍四厘,牛黄一分,朱砂八分(水飞),雄黄四分(水飞),冰片三分,上为细末,猪尾血为丸,麻子大,每服一二丸,即转活动矣。

◎大造夺命保童丸

人胎骨①一钱(酥炙),狗胎骨一钱(酥炙),猫胎骨一钱(酥炙),麝香一分,上为细末,黄酒为丸,如黍米大,每服八九丸,温酒送下。

◎归宗汤

方见抱鬈症治。

【注释】

①人胎骨：胎体骨架，现已不再用于中药。

板黄

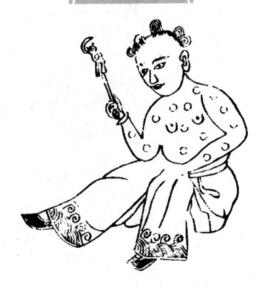

板黄图

痘浆未足忽板黄，气滞血凝难灌浆，皆因湿热侵脾经，速服清毒活血汤。

◎清毒活血汤

当归二钱，生白芍一钱，生地三钱，紫草茸一钱五分(酒洗)，黄芩一钱五分(酒炒)，川黄连一钱(酒炒)，牛蒡子二钱(炒)，东查肉三钱，连翘二钱(去心)，桔梗二钱，木通一钱，人参三钱，生黄芪三钱，灯心二十寸，水煎服。

倒靨

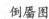

倒靨图

痘犯倒靨浆清陷,淡白壳软结痂难,急投猪尾服保元,气血充足功始痊。

◎ **猪尾膏**

用小雄猪尾刺血三五滴,生□脑^①一个,朱砂五分(水飞),共合用木香汤化送下立效。

◎ **加味保元汤**

全当归三钱(酒洗),人参三钱,炙黄芪二钱,白芍二钱(酒炒),木香五分(煨),山药二钱(炒),官桂七分(去皮),炙甘草五分,糯米一撮,水煎服。

【注释】

①生□脑:虽有一字不详,但根据文义应该为动物的生脑子。

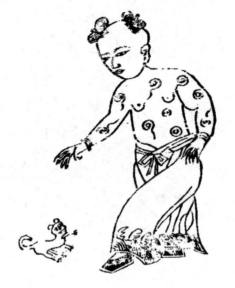

螺疔图

头大顶陷若螺壳，枭毒将滞形坚强，正痘未长彼先长，紫黑犹将诸痘妨，用针刺破敷四圣，三仙散服方最良。

◎四圣丹

珍珠一分（煅，另研），豌豆二十一粒（烧灰存性），血余炭一分，冰片五厘，上为细末，用胭脂膏调和一处，先用金银簪挑开疔口，将药滴入疮内，即变红活矣。

◎三仙散

紫花地丁三钱，翻白草二钱，当归尾三钱，水一钟，酒二盏，煎服。

痘发惊搐论

《经》曰：诸风掉眩，皆属于肝木，然痘出之时，虽有四藏，心实主之，心火盛，肺金受克，不能制肝木，热者生风，风火相搏，神气不安，故发惊搐。医者当辨痘疹惊搐，不可遂投凉心之药，苟不审用，而概以凉药治之，则心寒而肌敛，毒气内陷，痘何由而出也？治法当平肝木、利小便为切要，平肝则风去，小便利则热退，风热既定，则痘随出，而惊搐自愈矣。然痘先发惊者多吉，后发惊者主凶，何也？痘未出之先，热蕴于内，故作惊搐，痘出而惊止，则内无凝滞，故吉之兆也。痘出之后，气血虚弱，复感风寒，热毒所滞，毋敢轻易发散清利，故凶之象也。然有非痘症，而发慢惊者，亦属于肝木，而治法专理脾土，何也？盖因平日或吐或泻，脾土虚弱，不能当肝木所克也，非肝木之本病矣，治法只须温补脾土为主，而肝木自宁。譬如土薄，而上有火，木不能乘载，故无风而自动，栽培者当厚填其土，使根深本固，而自无风邪之害也，痘后有此症者，亦有气血虚弱使然也，必为难治。

变黑腰痛论

夫变黑与腰痛之症，俱属火盛热极而然，经所谓亢则实，水乃制之意也，外火灼于肌肤之间，故其色黑，火热亢极，肾水枯竭，故腰痛耳。独不观腰疼而后出者，其色干枯，非红则紫，非紫则黑，是变黑腰疼之症，其属火也明矣。凡治斯症者，心火用清凉解毒于见点之初，斟酌下之，方可使热毒得解，然后调理气血，如此治之，庶可挽回于万一矣。

灰白痒塌论

痘面灰白痒塌者,乃气血亏弱,而变为虚症也。阳分者,气居之地也,阴分者,血居之地也。阳气弱则陷于阴,阴气盛则乘于阳。气虚则血进,血虚则气凌,自然之理也。气虚则为麻为痒为陷,血热则为干为燥为痛。痘色白者,必至于软陷,灰暗者,必至于平伏痒塌。此皆气虚而不起胀,血虚而不荣色。治法宜补中益气,合四物汤,补气补血,内有热者,加清利解毒之药,使其血活气行,自可变为红矣,苟单补气,而不理血,则气血燥,而痒塌愈甚矣。

卷九　痘疹门

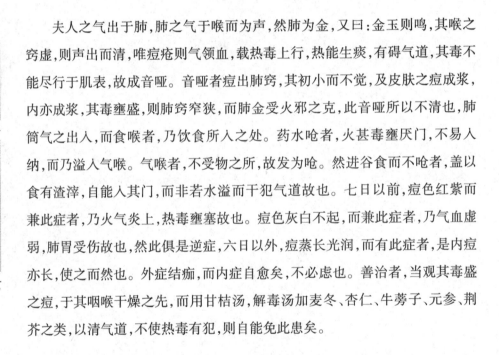

音哑作呛论

夫人之气出于肺,肺之气于喉而为声,然肺为金,又曰:金玉则鸣,其喉之窍虚,则声出而清,唯痘疮则气领血,载热毒上行,热能生痰,有碍气道,其毒不能尽行于肌表,故成音哑。音哑者痘出肺窍,其初小而不觉,及皮肤之痘成浆,内亦成浆,其毒壅盛,则肺窍窄狭,而肺金受火邪之克,此音哑所以不清也,肺筒气之出入,而食喉者,乃饮食所入之处。药水呛者,火甚毒壅厌门,不易入纳,而乃溢入气喉。气喉者,不受物之所,故发为呛。然进谷食而不呛者,盖以食有渣滓,自能入其门,而非若水溢而干犯气道故也。七日以前,痘色红紫而兼此症者,乃火气炎上,热毒壅塞故也。痘色灰白不起,而兼此症者,乃气血虚弱,肺胃受伤故也,然此俱是逆症,六日以外,痘蒸长光润,而有此症者,是内痘亦长,使之而然也。外症结痂,而内症自愈矣,不必虑也。善治者,当观其毒盛之痘,于其咽喉干燥之先,而用甘桔汤,解毒汤加麦冬、杏仁、牛蒡子、元参、荆芥之类,以清气道,不使热毒有犯,则自能免此患矣。

寒战咬牙论

夫痘症有寒战咬牙者,或谓心火热甚,亢极而战,反兼水化制之,此为病热。或曰:俱属于寒,如严冬之气,伏阳在内,不胜其寒,手足战栗,而齿自动也,宜服木香异功散而取效。非寒而何,偏寒偏热,皆未得其病之旨也,斯症有

育婴集

先后之序，用药有缓急之宜。七日以前寒战者，乃心火亢极，上燺肺金，而孔窍闭塞，故寒战也，当以表热治之；七日之前咬牙者，乃阳明胃经主之，阳明主肌肉，其经走上下齿龈，邪并阳明，故咬牙也，主胃热，宜清之。七日以后寒战者，乃阴凝于阳，阳分虚则阴入气道而作寒战也，宜以气虚治之，大用参芪加姜、桂、木香以温阳分；七日以后咬牙者，阳陷于阴，阴分虚则阳入气道而作咬牙也，主血虚，亦补之，大用参芪加当归、川芎、干姜以实阴虚。是七日以前有此症者，属热而凶，七日以后有此症者，属虚而亦有可治，又兼痘色而辨其吉凶，或单于寒战者，当补气之中兼补血，单于咬牙者，于补血之中兼助气。然此二症多发于痘后，其属虚无疑矣，虽有稍热，亦余热矣。

干枯陷伏倒靥论

夫痘色干红，红必变紫，紫必变黑，黑必枯陷，此内热渐变一定之机也。治者当于干红之时，急宜解散，凉血退热清利，顶虽平陷，不可以气虚例之，勿用参芪补剂，则气盛而血愈干涸矣。盖痘疮若干者，宜退火，只用轻剂荆芥、升麻、干葛之类。湿者自泻，宜用风药白芷、防风之类，或利小便。所谓陷伏倒靥者，其形略似，其症不同，内虚而不能尽出者为陷伏，外被风寒所迫，或被恶气冲触，而不得出者为倒靥。有胃虚而不能副荣卫者，虽出而复没，故斑晕白色或黑，此内虚所致，故出而无气血以应之，其人必不能食，或大便自利，小便不赤或倦或呕，四肢微厥，所由内虚而不能出，此为陷伏也，当此宜用辛温之药，令其胃暖而荣卫无滞，必自然出矣，如理中汤、活血散、木香异功散之类，此治内而陷伏也。痘点既出，外被风寒所感，使肌窍复闭，气血凝而不行，若此者，必身痛微厥，气血盛实，与风寒相搏于肌肤，必大小便闭，痘点不长，或黑紫，或平涸，此为倒靥也。当此宜温肌窍散风寒，如参苏饮、小柴胡汤或加紫草、蝉蜕、僵蚕之类温散风寒，则热气自然流通，而痘必复长矣，此治外感而倒靥者也。

烦躁啼叫论

夫发痘之时，五脏热毒，自里达外，有烦躁闷乱不眠，谵语发狂啼叫者，皆由热毒蕴蓄于中，而不得发越故也，治宜凉血解毒。大小便闭者，当清利之，烦躁厥逆者，吴茱萸汤。亦有痘出之时，或痘后烦躁者，盖因气血虚弱，余热积于内也，又宜大补气血为主，而烦躁自安矣。

口干发渴论

夫水曰润下，火曰炎上，自然之理也。三焦者，水谷之道路，津液者乃气之精华，而流通三焦，以制火者也。口干而渴者，为气虚火盛，而津液枯竭也。《经》曰：肝热则口酸，心热则口苦，脾热则口甘，肺热则口辛，肾热则口咸，或口淡者胃热也，是五脏之热，乃火之使然。夫火之为物，非虚不发，发而不解，则津液不能上行以制火，火气炎上，熏灼心脾，是津液为之下陷，华池为之干涸，故发而为渴也。痘前渴者，宜清金利水，或柴苓汤加葛根、荆芥。痘后渴者，宜大补元气，保元汤或加麦冬、五味子。如泻者，当服参苓白术散之类。有阴虚火动而渴者最为难疗，阴虚者血虚也，血不能峻补，盖于气大有不同，气乃无形之物，血有形之物，无形者有神，卒能旺于斯须，有形者无神，须当养于平日，故气虚可以补之，血若一虚，更兼气滞，此又当详审，不可忽也。

咳嗽痰涎论

咳嗽者，乃邪气上冲，痰滞不行，是为咳嗽。故曰：咳谓无痰而有声，肺气伤而音不清，嗽为无声而有痰，脾湿动而痰气侵。唯痘疹之嗽，或因热毒壅遏，而不得发散，或因气血虚弱，而外感风寒，则痰塞肺窍，而不得流通，以致咳嗽者，当以治痰为先。治痰者，以顺气为本，是以南星、半夏胜其痰，而咳嗽自愈，枳壳橘红利其气，而痰饮自除，清肺金解热毒，而邪火自退。有症后咳嗽胁痛者，《经》云：左右者，阴阳之道路，两胁之谓也。由余毒在中，阴阳之气不能升降，故作胁痛，治宜小柴胡汤，加赤茯苓、五味子、枳壳、桔梗之类，使二气流行，而痛自定矣。有痘疹痰涎胶固，因毒气闭塞，而有碍于津液，津液不能流通，故作痰涎。正气被塞于胸膈，或喘或嗽，喉中作声如拽锯，乳食汤液入口即嗽吐出者，此毒气停滞积于肺胃也，当升发解毒，若用半夏等治，非其治矣，滴药不受者死。

痘内夹斑论

夫斑者乃血之余也，有点而无颗粒，然痘随脏而出，其势迅速。血热毒盛之痘，太过之血，夹毒上浮，乘其痘之热，而发为斑也。如痘毒起齐，内必虚矣，内虚则斑从内解，不解当散其火邪，兼治血解毒之药，用元参升麻汤，加黄芩、荆芥、白芍、当归、川芎。在初多用表散，在后解利，伺其斑退血附，当用补药，以防其损陷之患也，红斑易退，紫斑难消，蓝斑亦不必治矣。

痘夹丹疹与麻疹不同辨

夫痘毒麻毒，各有不同，盖痘毒出于脏，麻毒出于腑，脏乃积受之地，腑为传送之所。脏属阴，故其受毒为最深；腑为阳，故其受毒为差浅。故痘之发，触于天行时气；疹之发，中于时气风寒。痘当从外解，疹当从内解，麻疹之发，轻而易解，若有不解者，乃为内实，而外中风寒之盛也。夫麻疹多属于肝，故咳而始出,起而成粒,匀净而小,阳气从上,故头面愈多者为佳,治则宜参苏饮、升麻葛根汤、小柴胡汤,重则用麻黄汤,以表散为主。丹疹多属于脾,隐于皮肤之间,或成块赤如云头,而实起于手足身背之上,发则多痒或麻木,是兼湿痰之殃。色红者兼火化也,治宜燥脾祛湿为主,如痘内夹出丹疹者,不必治之,当以托痘为主,痘出而疹自落矣。

水疱失血论

痘疹发而为水疱者,乃气余而血不足之症也,凡痘疹毒盛火炽之时,火不能炎上,水不能润下,搏激于皮肤之间而为水疱,若沸釜焉,下之火盛,则釜内之水,必为之疱。亦有脾胃虚弱,不能制水,以致水溢皮肤之间,而为水疱。治之者当补脾顺气,而虚疱自实矣。凡疱之白者气之虚,白而有清水者气之实,疱红紫者血之热,皆热毒未出,而贼邪先为之害也,亦有失血之症,乃气盛致毒,为贼邪阻塞清道,热盛火炽,而气与毒相夹交争,血不能胜,以致错经妄行,涣散无统,是皆气盛于血之患也。然血之妄行,有从口鼻出者,有从大小便出者,有从疱毒出者,悉皆难治。有从鼻出而后生者何也?盖为气盛逐血,血载毒奔行周身,传注督脉,斩关而出,不犯其内,故无害也。至于口鼻大小便出者多凶,从痘毒出者,则为走泄,走泄多内分空虚,毒无定位,是皆有犯于内者,为难治也。然痘之发,唯在气不可弱,然亦不宜太盛,太盛则伤其血,故治此者,先宜安其气位,而补血斯无害矣。

小便黄赤短涩论

夫心热甚,移于小肠,故黄而赤,然小便之行,由于肺气之降下而输化也。若肺金受火邪之克,则失降下之令,故小便短而涩,当痘疹之时,不必利水,治当清金降气,用凉药以泻其热,而小便自利矣。

归按《经》云:肺气不调,水道遣热下输于膀胱,膀胱者津液之窍也,气化则流出矣,故知当从肺治。

大便秘结泄泻论

夫气血流行,故大便无阻滞,苟因热气燥结于下,或因汗多,或利小便,以致脾胃津液干涸,不得润滑,故大便秘结,亦有血热血燥,如老人产妇,血气虚弱,皆不得传送于大肠,以致大便不利,凡口干腹胀,身热烦躁者,此热秘也,宜承气、大柴、凉膈散下之。不食呕清水,腹不胀,不里急后重者,此虚秘也,宜补气为主,四顺饮、麻仁丸。凡秘结当分三部,上结则宜降气清凉,中结则宜行气活血,下结则宜通之,以蜜导之法可也,如痘疹之时,四五日不大便者乃气血成浆,又曰血热,不须治之,只宜清凉活血,而便自通矣。有泄泻者虽投诃子、肉豆蔻以止之,兼用白术、茯苓以渗湿健脾胃,尚宜多用升麻以提升,痘毒出于皮毛之表,若独以泄泻治,恐痘不升发,必成倒塌之患,戒之戒之。

腹胀腹痛论

痘疹腹痛者,由毒郁于三阴,脐以上属太阴,当脐肾火少阴小腹属厥阴,须分别之。腹胀者毒聚于肠胃也,治法俱当升发解利痘毒,兼分利小便,使毒气上下分消,则痛与胀自止,故曰:痛随利减,胀以利消,俗医以厚朴行滞气,而不知升发解利,非其治矣。亦有乳食停滞,不能消化而腹胀者,当于升发解利药中加消食之剂,且所伤之物,亦当审其寒热。又有数日不大便者,大便行而痛自止,亦未可骤用硝黄也。

不食能食论

盖痘疹之出也，固赖元气以发之，而元气之壮也，必资乳食以养之。自四五日，以至痂落之后，食欲不减，二便如常，虽不起发、不红绽或陷塌，用药得宜，可保无虞。使乳食减少，兼以泄泻，则元气自此而日衰，虽无前症，日后必至，药亦不效，去生远矣，故四五日以前而不食者，此毒盛于里，犹可治矣，至六七日而不食者，杂症百出，行浆不实，虽药之亦何益哉。有禀受壮实，而发于五岁之外者，又不可一例论也，有痘已痂起而不食，宜调理脾胃，若痘起而倍能食，则胃中宿热，消谷能食，而大便秘结，宜四顺饮之类微解之，恐胃热不去，发而为口疮，又有脾胃壮实而能食，大便如常，不必服药，此治痘者，可不知所审耶。

育婴集

余毒不止发痈肿论

痘有延迟日久而起，不圆满而𪖈，既平之际，或发痈肿，人固知为余毒矣，而不知气高而喘息作声，掀胸抬肚者，余毒之在肺也，痰涎稠黏，咬牙戛齿，泄泻不止，口臭者，余毒之在脾胃也，盗汗烦热不退而渴者，余毒之在心也，梦中多惊者，余毒之在肝也，耳𪖈独热者，余毒之在肾也，眼合不开，身肿不消，壮热不清，郁郁不乐者，诸经皆有余毒也。

发热三朝生死辨

发热一日，遍身只出红点，稠密如蚕种，摸过不碍手者死。发热时，腹中大痛,腰如被杖,及报痘干燥,而痛犹不止者死。先腹痛,后只可用助血气药以救之,发热时,身无大热,腰腹不痛,过三日才见点,坚硬碍手者,吉。发热时,头面一片,红如涂脂者,六日后死。发热时,浑身湿热,不发惊悸者,自心经而出也,为吉,可治而愈。发热时,用红纸条蘸麻油,点照心头,皮肉里若有一块,或周身皆有成块红者,八九日后死。

报痘三朝生死辨

报痘时,头面稀少,胸前背后皆无,根窠红活,顶尖碍手,如水珠光泽者,上吉之痘也,不必服药。报痘时,烦躁不宁,腰腹疼痛不止,口气大臭,出紫点者死。报痘时,痘色白皮薄而光,根窠全无红色,或根蒂一线红,三五日即长如绿豆大,此痘决不能贯浆,久后成一包清水,撑破即死,不可因其好看,妄与下药。报痘全不起顶,如汤泡及灯草火烧者,十日后痒塌而死。报痘时,起红斑如锦纹者,六日后死,遍身如蛇皮死。报痘时,黑斑如痣状,肌肉成块黑者死。

起胀三朝死生辨

起胀时,遍身痘顶皆陷下,其中有眼如针孔者,紫黑者死,顶陷者,可用助气之药,如渴不止,用退火回生散。报痘三日之后,痘当渐渐起胀,若根窠红绽,顶尖肥满光润者生。起胀时,痘之根脚,全然不起,其头面皮肉红肿,如瓜之状者死。起胀时,腰腹忽痛忽止,遍身紫点,如蚊蚤所咬,全不起发者死。起胀时,痘伏陷不起,腹中膨胀,不能饮食,气促神昏者死。略能饮食,用消膨胀药治之。起胀时,遍身黑陷,闷乱不宁,神昏气惯者死。起胀时,根窠紫色,干燥不润,全不起发者死。

灌脓三朝死生辨

灌脓时，根窠红润，灌脓充满，如黄蜡色，二便如常，饮食不减者吉，不必服药。

灌脓时，纯是清水，皮白而薄，与水疱相似，三四日后，遍身抓破而死。

灌脓时，吐利不止，或二便下血，乳食不化，痘烂无脓者死，若二便不下血，犹可用止泻及消食之药治之。

灌脓时，二便闭，目闭声哑，腹中胀满，肌肉黑者死，而红者尚可回于万一。

结靥三朝死生辨

结靥时，色转苍蜡，一二日从口唇四旁结靥，由胸腹收至两腿，然后脚背和额上，一齐结靥，落痂而愈者吉。

结靥时，遍身发痒，抓破无脓，皮卷如豆壳干者死。

结靥时，遍身臭烂如搭饼，臭不可近，目中无神者死。

结靥时，寒战，手足颤掉，咬牙禁口者死。

落靥之后，疤痕雪白，全无血色者死，急宜补气血，养脾胃，庶几可治。

附遗症治验

发热之初，或吐或泻，而精神不减者无害，此热从内解，但不宜久见，恐耗气耳。发热时，声音随变重，宜清肺饮、甘桔汤加牛蒡子、荆芥或元参亦可。小儿出痘，凡里有大热，当利小便，使其心火有所引导，虽不可用凉药，其热自然去矣,宜服导赤散。凡里有小热,不宜利小水,当解毒。若小热利其小便,恐损其气耳,宜犀角地黄汤、消毒饮。

起胀时,顶虽起,而四围淡血枯涩者属血虚,有四围虽收晕,而顶陷者属气虚。顶陷色白气血俱虚宜保元汤,加川芎、当归、肉桂、木香之类,用人乳好酒以进之。

起胀时,诸痘未起,而其中有先起虚大,色如黄金者,名曰贼痘,大而黑者曰痘疔。急以银簪刺破,口含清水,吸去秽血,用紫草膏或胭脂膏,加血余炭、珍珠末填入疮内,则诸痘自然起矣。

起痘时,痘上有小孔,不黑不白,名曰蛀痘,此因腠理不密,而有是痘,大泻元气,不治则凶,急用保元汤加丁香、肉桂,使其孔一密而诸痘自然起矣。

灌脓时,痛不止者气滞也,用保元汤加木香、山楂肉以行滞气。痘塌不止者,血盛也,血味咸,腌熬皮肉作痒,速用保元汤加黄芪、白芍以制血盛,若脓浆足,作痒者不妨。

灌浆时,成片作烂,脓水不干,内以补气血,外用败草散敷之。如顶平脚阔,浆不满足,用十全大补汤加木香、干姜治之。

灌脓时,色白如水晶,内无脓者,宜内托散加丁香、干姜或木香散加糯米乳酒亦可。歌曰:痘色虚明似水晶,莫将此症看为轻,十一二日防痒塌,十四五日命须倾。

痘症灌脓已满,热毒已解,至收靥时,有数日不结痂者,只看痘色如初,此亦无妨,用八珍汤加木通、牛蒡子补脾利水,而痘自敛矣。

凡当靥不靥,泄泻不渴,寒战咬牙,属虚寒也用木香、干姜。如痒者,加白芷、当归、蝉蜕治之。

咽喉肿痛声哑者,在初出之时,为毒壅气道,宜甘桔汤加元参、牛蒡子。在起胀灌脓之时,因痘长大,以致气道窄狭,而有此症者,不必治之,即能自愈,靥后而喉痛声哑者,至凶之症也。

靥后身弱,坐立战摇,宜八珍汤加黄芩、知母,如渴者加麦冬。不时作泄泻者以八珍汤加肉蔻、木香可止。

痘痂当落不落者,乃火盛也,用柴芩汤、辰砂益元散,外以蜜水调滑石末敷之。

孕妇出痘,先要以安胎为主,条芩、白术、艾叶、砂仁。血虚者,以四物汤,再以托气补血之药治之。

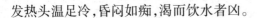

附遗凶症治验

发热头温足冷,昏闷如痴,渴而饮水者凶。

妇人经血不止者重,堕胎血不止者凶,胎不堕大热不退者凶,自腰下见点,腰上不出者不治,斜视之脸如橘皮,不分肉地者死。

起胀时,色如白饭,平塌不起者死,若此者乃毒盛血滞,不可认为虚寒之症。

起胀时,有六七粒细而成块,其中有一大颗者平扁歪斜,若此有治痘后慢惊,目无神气,而面色发青者死。

辨症赋

胎毒蓄积,发为痘疮,传染由于外感,轻重因夫内伤。初起太阳,壬水克乎丙火①,后归阳明,血水化为脓浆。势若燃眉,变如反掌,欲知表里虚实,须明寒热温凉,症候殊形,脏腑异状。肝主泪而水泡,肺主涕而脓浆,心斑红紫,脾疹赤黄,独肾经之无病,唯变黑之可防,所以观乎外症,因而推其内脏。呵欠顿闷兮,肝木之因;咳嗽喷嚏兮,肺经之象;面目带赤而惊悸兮,心火炎于胸膈;手足厥冷而昏睡兮,脾土因于中央;耳尻②温和兮,可见肾水之无咎。二处若还灼热兮,须识痘症之乖张,故宜先分部位,次察灾祥。阳明从目络鼻,太阳形于头

218

上,心火炎热,则鼻干面赤,肺金郁结,则胸膈先伤,脾胃属手足之部,肝胆于主胁肋之旁,颈项三阳交会,腰背统乎膀胱。外证分明,用心想像,泄泻者邪甚于下,呕吐者邪甚于上,气逆则腹痛隐隐,毒甚则腰痛惶惶,心热甚则惊搐,胃邪实则癫狂,口燥咽干,肺受火邪而液竭,便秘溺涩,肾因火旺而津亡。欲识痘症之轻重,又当观热势之形状,毒甚兮必旁如炎火,势微兮则内外清凉,寒热往来神气爽,定知痘出必祯祥,数番渐出兮,春回寒谷,一齐涌出兮。火烈崑岗,蚊迹蚕斑,刻期而归阴府,蛇皮蚕种,引日而返泉乡,须怕紫红,更嫌灰白,最宜淡红润,切忌黑陷干红,色要明润兮,犹恐薄嫩之易破,痘贵干结兮,切忌痒塌之难当,面颊稀而磊,落清安可保,胸膈密而连串,吉凶难量。顶要尖圆,不宜平陷,浆宜饱满,切忌空壳,皮喜老而愁嫩,肤爱糙而怕光,结实高耸,始终无虑,丹浮皮肉,必主形筋,唇面预肿兮,八九如何可遇,腹痛胃烂兮,一七定要灾殃。疮堆口舌,毒缠颈项,咽疮喉肿,饮食难尝,泻痢脓血,毒甚无浆,此皆人力难挽,须知天命匪常。若至痘疮焦落,又宜辨别阴阳,人中上下,先靥为良,若是四傍先黑靥,多凶少吉要提防。

【注释】

①壬水、丙火:清朝黄元御《四圣心源》卷一:"五行之中,各有阴阳,阴生五脏,阳生六腑。肾为癸水,膀胱为壬水,心为丁火,小肠为丙火,肝为乙木,胆为甲木,肺为辛金,大肠为庚金。"

②耳尻:指耳郭凸面的耳背。

全境赋

痘毒未出之初,宜开和解之门,既出之后,当塞走泄之路,是故壮热腮红,便服升葛,面青慢急进参苏,气粗热壅心烦躁,便秘应当和解,升葛芍壳前,羌防芷柴芩绝胜,喘呼腹胀眼胞浮,肌燥急宜疏散,麻黄干葛芍,升甘桔牛子最

卷九 痘疹门

宜，及痘出之门既开，则热蒸之势自解，未见点前，唯兹一法，既敷疮后，别有奇方。稀疏而气血和平，须知安表和中之理，归芎白芍木芩甘，应服益元汤。繁密而不胜重任，当识内外分消之妙，荆翘归地芍红穹，通用连翘饮。疮来赤色见焦枯，须用清凉而解毒，红斑赤紫，芩连犀柏同施。身热燎人，干葛前胡并用，气粗而腹胀膨，蝉退枳腹木通。血瘁而腹疼阵阵，元胡楂芍木香，若遇色来红润，便宜撤去荆翘。如见二便清泄，纵是生归俱免，加入白术茯苓，自古名为平剂。至如精神倦而饮食少，进以人参，出不快而痘不振，兼乎查脱。初觉肌红稠密，紫草用之无疑，如见毒盛色掀，牛蒡子进之何害，是故三日以前即许，遵斯而用循是以往，不可一例而施，假如疹端放白，势若行浆又当参看内外虚实之异，酌以温平表补之宜。若神旺而气盛，如防甘楂芎桔归芪，催脓而已，若精倦而神衰，减食而痘陷毒则繁多者，需要助其养血。如参芪甘芎归桂桔，补益为先。立此二方，乃作酿脓之具，如脓泡未满，不可轻易其方，痘或变迁不一，另设便宜妙用。至于浆或饶足，毒已尽行拘化，则法当渐进清凉，气血回元复位。是又不可重崇表补，参芪切勿多餐，胖甚恐难收拾，故便实而能食，壮热而不能退者，便宜疏利为先，升麻干葛，四顺清凉，便溏而减食，壮热而不竭者，则以健脾为贵，术茯通归防风芍芷。如还内外症平，不必过服药饵，待至结痂之后，再观余毒有无，当疏利便宜疏利，当调补急宜调补，身热烦渴便赤者大连翘饮，气粗壮热秘结者四顺清凉，泄泻则益黄理中，疮痕则升麻干葛，如若别无余毒，则安养气血而已。

节制赋

夫病深而药浅，终见无功，病浅而药深，反增他剧。寒微而热药太过，内则目赤咽痛，痰壅气促，外则斑烂痈毒，燥裂干红；热微而寒药太过，内则吐泻腹胀，外则陷伏塌痒。势缓而投急剂，急则拂乱其经，病剧须用劫药；缓则援生不及。以本药而治本病，病去便当行别议，防变症而用变药，变症贵审乎将来，故偏行补法，未必尽为怯弱，执用辛温，岂因既是虚寒，合用即用，当去则去，药随症迁，机要在我。故升麻进于未点之先，若还泻甚而莫投；黄芪用于催脓之际，必待气弱而可用；身无壮热，莫加干葛柴胡；脸不繁红，勿进芩连翘芥。壅遏只许疏通，投补剂则胸膨减食，内热便宜清利，用发药则表烂疮疼，热壅心烦，丁桂须知患目，便溏胃弱，芩连误用夭亡，伤食吐酸，先宜消导，不食干呕，须要和胃，粪焦热泻，温补岂其所宜，溏泄清稀，凉药总为不合，胃虚弱而补阴，恐增泄泻，三焦壅而益阳，虑发狂癫，喘满便清，虽虚烦而可补，气粗腹胀，加秘结而可通，咳嗽有痰，切勿乱投半夏，热冲作呕，且教慢入干姜，气虚不振，则参芪奏捷，脾胃虚寒，则桂附成功。设使烦渴喘秘，用此反生跋扈，芩连解热毒于未解，荆翘清血热于血疱，若还势在行浆，此辈皆为所叱，六七日内不起，保元无禁，八九日外泻生，异功何迟，补法不宜早加，温药必须在后，发散乃作先锋，温补纵为截阵，遵导是节制，庶不误人识此元机，用之无穷。

权宜^①赋

痘有缓急，治宜权变，红紫焮肿兮，凉血为上，灰白平陷兮，补气最良，痘出不快兮，为表实而发散可用，中气不足者，又宜审详。二便俱秘兮，是里实而疏利为要。禀元祛弱者，犹恐相妨，毒不能以速散，毒甚者今微汗之发越，热不能以尽除，热剧者使小便之清长。三阴甚而多寒，必投辛热，三阳实而多热，无过苦凉。补元气参芪、白术，养荣血归芍地黄，发散表邪，重柴葛而轻桂枝，疏通实热，微枳壳而甚大黄，解热毒芩连栀子，快斑疹紫草荆防。牛子、连翘是痘中之要领，及夫甘草乃药中之君王，元参、桔梗能治咽痛，木通、车前可利膀胱，气逆兮陈皮、青皮，胃寒兮丁香、木香，泄泻兮诃子、豆蔻，呕吐兮砂仁、藿香，祛风热兮蝉蜕、白芷，定惊搐兮天麻、僵蚕，头痛兮川芎、藁本、蔓荆可用，腰疼兮杜仲、牛膝、元胡堪尝,麦冬、干葛能清心而止烦渴,厚朴、腹皮疗水肿而消腹胀,五味杏仁润肺止嗽而定喘,山楂、枳实消食行滞以为良,痰实半夏、南星、贝母,汗秘羌活、紫苏、麻黄,红花、牡丹皮可除血热,鹿茸、穿山甲能起痘疮,食积用麦芽、神曲、草菓,后重则枳实、槟榔、木香,犀角、羚羊解乎心肺之热,秦芃、香附退乎脾胃之黄,乳香、没药止痛,干姜、附子回阳,前胡、苏子能消痰嗽,猪苓、泽茯清利小肠。此是药味加减之权宜,若病之轻重,则又各有主方。

【注释】

①权宜:指因事而变通办法。

指南赋

人参益内,甘草和中,用黄芪而实腠理,得蝉蜕以开肌肉,红花有和血养血之功,生地有凉血行血之效,痘若干红,便宜加入。紫草滑肌通窍,毒壅堪行,热症赖而有益,虚寒误用则便溏。山楂善遏疮痛,能消食积,兼理滞气于补益方中,且解郁结于透肌汤内,轻其表而凉其内,功在荆翘,疏其肌而散其壅,妙在蝉蜕,利咽喉而清气道,能发散而善开提,功必资于桔梗,分清浊而利小便,消痘毒而去膨胀,效莫大于腹皮。用川芎引清阳而达表,勿缺于浆未满之前。白芍药敛阴气以济阳,可多于浆未足之后。牡丹皮去血中之毒,壮热繁红为圣药,地骨皮去气中之毒,毛焦热甚是良方。官桂有鼓动阳气之能,神倦而不振者,用之以收实效。丁香有赞助元阳之力,内虚而不起者,得之以奏奇效。木香顺气而理脾寒,泄泻汤中必用。葛根疗肌而退胃热,渴烦方内须加。白术、茯苓能健胃。佐参芪而益气。当归、生地补阴虚,君枳壳而润坚。解蕴毒有犀角黄连,唯热盛则前后堪用。定心烦唯麦冬、五味,有渴症则始终宜加。大附子返本回元,能理虚寒而收战栗。天花粉消痰清胃,且收肺气以发声音。白芷疏风,痘毒凭之而发散。紫苏流气,实邪赖是以驱除。羌活有运毒走表之功,防风有散邪逐毒之妙。僵蚕只利于肌肤,损风定痒如神。枳壳能平乎胸膈,下气宽中最速。开腠定喘于麻黄,壅遏凭之而散越。平胃温中于厚朴,腹胀用是以消磨。龙骨、枯矾权行涩泻,木通、猪苓暂用通便。干姜温中而止呕吐,是以胃寒而虚泻者宜用则用。大黄荡肠胃而润燥坚,是以热壅而便秘者当加即加。牛子清利咽喉,透肌解毒。升麻升发元阳,堪发疮痍。柴胡、前胡,解肌发表,黄芩、黄柏,退热清斑。止嗽开痰于贝母,清便降热于山栀。牛黄化风热而疗癫痫,成扶危救急之效;冰片凉心血而起黑陷,有拨乱反正之才。麝香通窍于毫毛亦能发汗。雄黄解毒于脏腑兼可消痰。朱砂镇心定志,而有养血凉血之能。珍珠透里入坚而解骨中髓中之热。诃子肉敛肺而涩肠,肉豆蔻温胃而止泻。天灵人牙,但能发松肌肉,过用则肉裂皮崩。蟾蜍、穿山甲善于振扬痘毒,多施则虚抬空壳。药性之功力如是,变迁之奥妙无穷。

虚症禁用药性

蝉蜕能开通肌窍,恐成表虚,耗泄元气。牛蒡子通肌滑窍,外致表虚,内动中气,恐成泄脱。人牙性烈,发表太过,内动中气,外增溃烂。紫草性寒误用溏便。白术多用恐能燥湿,使润湿之气不行,则痘难成浆。茯苓、猪苓燥湿渗泄,能令水气下行小便,多用恐津液耗散,外不行浆,内防发渴,诃子、龙骨、枯矾皆能阻塞肌窍,气虚之症用此,毒愈不能前进,虽能涩泻,甚不可施。凡治虚症泄泻,只宜补益为善,车前、滑石性猛,利水极速,易伤脾胃,脾土一伤,则中气必败,而塌陷继之,内攻外剥百变生矣。栀子性寒降火,虚症便赤,必非实热。大黄荡涤污秽,耗削胃气,性寒润下,虽热渴便实,皆不可妄。生地性寒凉血,亦能润肠。枳壳下气宽肠,多用则泻。天花粉解内热,干葛疗表热,性凉外防表虚,内恐伤胃,太凉则痘不长。乌梅酸收,砂仁散气,山楂肉散血解结,多则内虚。半夏性悍,多用则消渴。麻黄开窍走泄,恐成表虚气脱。

麻疹附余

夫麻疹之于痘疮,始似而终殊,原同而症异,痘疹发于五脏,麻疹发于六腑[①],然麻疹一症,先劫阳分,而后归于阴经,固标属阴,而本属阳。其热气与血分相搏,故血多虚耗,其治也先发散行气,而后滋阴补虚,凡动气燥悍之药,皆不可用也。

发热之初,憎寒壮热,鼻流清涕,身体疼痛,呕吐泄泻,咳嗽气急,腮红眼赤多是麻候,宜服升麻葛根汤表之,得汗则皮肤遍畅,腠理开豁,而麻疹易出也,于发散药中加葱白、生姜,使孔窍中微汗润泽,免热闭发搐之患。

发热咳嗽之时,既明麻疹,有出不快者,用麻黄汤、羌活汤、消毒饮。发散解毒之剂,外以芫荽酒糟,蒸热擦之,自头上至足下为齐,头面愈多者为佳。

凡看麻疹之法,多于耳后项上腰眼先见,其顶大而不胀,其形小而匀净,既出之后,如色紫红,干燥暗晦,乃火盛毒炽,宜用六一散解之,四物汤换生地,加柴胡、黄芩、葛根、红花、牛蒡子、连翘之类,滋阴凉血,而热自除,所谓养阴退阳之义也。如麻疹出后,见风没早,天气清爽者,宜清毒饮加发散之药,虽不复出,亦循愈矣。

有麻疹出三日不没者,乃内有实热,宜四物汤加清利之药,则热自解而疹自消矣。

麻疹后泻痢者,乃积热移于大肠,宜四苓散加木通、芩、连、白芍或豆蔻丸、香连丸之类。

麻疹后咳嗽不止者,宜四物合二陈加瓜蒌仁、桔梗、五味子,渴者加麦冬、枳壳,喘者加苏子、桑皮,疹后牙疳红肿者,宜清胃汤合甘桔汤加元参,胃烂者不治之症也。

孕妇出麻疹,以四物汤加白术、黄芩、艾叶、砂仁,以安胎清热为主,则胎不动而麻疹自愈矣。麻疹正出之时,不进饮食者,但得疹色淡红润泽,亦无害也,乃热毒未解,内蕴实热,故不食耳。疹退不食者用四物汤加神曲、砂仁,一二贴,自能食矣。

凡出麻疹之时,切忌荤腥生冷,宜避风寒暑湿,苟有不谨,最为深患,戒之慎之。

【注释】

①麻疹发于六腑:腑属阳,阳主发泄,其毒浅而易散。脏阴多虚寒,故痘可温补,腑阳多实热,故麻宜解散。《小儿痘疹方论》为儿科著作。宋代陈文中约撰于13世纪中期。书中首论痘疹的病原,认为五脏六腑秽液或皮膜筋之秽液皆为发痘疹之毒。痘出五脏,脏属阴,阴主闭藏,其毒深而难散。

麻疹辨疑赋

麻疹胎毒,多带时行,气候暄热①,传染而成。其发也与痘疹类,其变也比痘匪轻。先起于阳,后归于阴,毒盛于脾热,热流于心,脏腑之伤,肺则尤甚,始终之变,肾则无病。初则发热,有类伤寒,眼胞困倦而难起,鼻流清涕而不干,咳嗽少食,烦渴难安,邪目视之,隐隐于皮肤之内,以手摸之,磊磊于肌肉之间,其形若疥,气色若丹,出见三日,渐没为安,随出随没,喘急须防,根窠若肿兮,疹而兼瘾,皮肤如赤兮,疹尤夹斑,似锦而明兮,不药而愈,如煤而黑兮,百无一痊。疮疹即出,调理甚难,坐卧取暖,饮食宜淡。咳嗽涎沫,不禁酸咸,急生喘急,肺受风寒,心脾火灼,口舌生疮,肺胃蕴热,津液长干。有此变症,治法不同,微汗毒解,热势少凶,二便清调,气行无壅。腠理拂郁兮,即当发散。肠胃秘结兮,急于疏通。鼻衄者不必犹治,邪从衄解。自利者不必剧止,毒以利松。疹后多痢兮,热毒移于大肠。咳嗽喉痛兮,痰气滞于心胸。口渴心烦,法则生津养血,饮食减少,治宜调胃和中,余症无常,临期变通,此治麻疹之大旨,妙用只存乎一心。

①暄热:即暖和,温暖。

麻疹轻重不治要诀

或热或退,五六日而后出者轻。淡红滋润,头面匀净而多者轻。发透三日而渐没者轻。头面不出者重。红紫暗燥者重。咽喉肿痛不食者重。冒风没早者重。移热大肠变痢者重。黑暗干枯,一出即没者不治。鼻扇口张,目无神者不治。鼻清粪黑者不治,气喘心前吸者不治。疹后牙疳臭烂者不治。

治痘常用汤散歌

羌活散郁芷荆芎,紫桔翘甘地骨同,大腹牛子防灯草,气粗热涌显神通。

十神解毒牡丹红,桔梗生归赤芍芎,大腹翘通灯草共,三朝血热奏奇功。

保和汤内地芩红,紫桔查芎草木通,糯米灯心与姜水,十神服后用催脓。

透肌散与保和同,紫桔查芎草木通,蝉鼠参陈灯枣共,羌防服后助成脓。

保婴百补四君汤,山药当归芍地黄,八九日来浆足满,调停血气是良方。

保元汤用草参芪,白术苓归熟地随,芍药川芎并厚桂,六朝不起用无疑。

大连翘饮芥防风,赤芍归柴草木通,蝉滑黄芩栀子共,紫茸加入最有功。

四顺清凉草大黄,当归赤芍共称良,气粗热秘须煎尝,热泻还须用木通。

木香散用桂参苓,腹勒青前草半丁,姜水共煎温服后,表灰内泻妙灵通。

异功散用参桂苓,朴果归陈木术丁,附半为佳姜共枣,头温足冷妙如神。

泄泻须知用理中,人参白术草姜同,四肢厥冷兼筋转,附子加添始奏功。

泄泻还须用苍黄,青陈诃子草丁香,或加肉蔻木香等,姜枣同煎是神方。

育婴集

卷十　痘疹门

◎参芪饮

专治元气虚弱,精神倦怠,肌肉柔软,面青㿠白,饮食少进,睡卧安宁而不振者,不论已出未出,皆宜服之。

人参一钱,生黄芪二钱,生甘草五分(初热生用,出后炙用),水一钟,姜一片,煎服。

此方能补元气,盖为元气虚弱者立也。后世治痘者,多不分元气虚实之异,概用于血热毒盛之症。是为以实攻实岂不诬哉。

加减禁忌治法

如前虚症,辨验不差,以此方为主,前后始终,皆不可易,中间杂症兼见,虽或不同,要皆气虚所致,则以本方而加减之,勿得过投发散苦寒之剂。

初热未出之际,只可少给以开提匀气之功,如桔梗、川芎之类。浆足之后,助以收敛,如白术、芍药、茯苓焉耳。

痘出不快加川芎、官桂,禁用蝉蜕、牛蒡子。

小便赤加大腹皮、茯苓,禁用瞿麦、车前子。

大便溏加白术、茯苓、肉豆蔻,禁用猪苓、龙骨。

小便短涩加大腹皮、木通,禁用滑石。

大便秘实加酒洗当归,禁用大黄、生地。

泄泻加白术、肉豆蔻、木香,禁用龙骨、石膏。

呕吐加丁香、干姜、陈皮,禁用半夏。

烦渴加麦冬、五味子、白芍,禁用天花粉、葛根、乌梅、半夏。

不能食加人参、白术、建曲,禁用山楂、砂仁。

伤食加建曲、麦芽、山楂肉,禁用枳实、莪术、三棱、巴豆、大黄。

喘急在三四日前者,加桔梗、蝉蜕、杏仁。

风则微散之,加紫苏、防风、枳实。

痰则从痰治,加杏仁、川贝母。

有虚症见者,绝非实喘,不过是毒不得外达,上乘于肺耳,禁用麻黄、莱菔子、苏子、枳壳下气等药。

六七日后，或先曾泄泻，而后气喘者，虚之极也，加人参则喘自止，腹胀加大腹皮、厚朴，兼发散开提，禁用枳壳、莱菔子宽中下气等药。

仍视大便秘与伤食否，亦有伤于生冷，或寒气郁结而然，从内伤外感而治，内伤加丁香、建曲、木香，外感加防风、紫苏等药发散治之。

当热不热，四五日间，手足厥冷，冰硬不起，加丁香、官桂、川芎、炙黄芪（夏月减丁香不用）。

四肢不起加防风，减川芎。

浆不足加山药、当归、川芎。

水疱加白术、防风、白芷、白芍。

灌清浆加山药、茯苓。

喘嗽加五味子、杏仁、麦冬，禁用天花粉、桑皮。

发痒加当归、川芎、白芍、山药、茯苓，禁用僵蚕、蒺藜。

◎十神解毒汤

专治身发壮热，腮红脸赤，毛焦色枯，已出未出二三日以前，痘点繁红，躁渴欲饮，睡卧不宁，小便赤涩者，此热盛也，并皆服之。

生地三钱，红花一钱，桔梗二钱，当归二钱，芍药二钱，木通一钱，连翘二钱（去心），川芎一钱五分，大腹皮一钱五分，牡丹皮二钱，灯心十五寸，煎服。

此方治血热痘疹，以凉血行血为主，佐以桔梗、川芎，有开提发散之功，引以大腹皮、木通，有疏利热毒之效。臣以连翘、牡丹皮，有解毒之良用，用此以治血热痘疹，则能内外分消，热毒虽盛，庶几解散，表里自然和平矣。古人用黄连解毒汤恐骤用寒凉，不唯冰伏热毒，痘出不快，抑则热毒为其所，抑则郁于脏腑，或肚痛腹胀，内溃而死者有之，岂若此方用之为稳当，若不得已而用黄连、芩柏，亦须酒炒，一以制其寒凉之性，又以助其上行之势，借连芩柏以解毒耳。

加减治法

身热壮盛加葛根、前胡。

毒盛绵密加荆芥、牛蒡子。

渴加天花粉、竹叶、滑石。

小便尿血加犀角、栀子。

大便黑加犀角、黄连、桃仁。

吐血干呕加黄连、犀角。

发红斑加犀角、黄芩、黄柏、栀子、元参。

小便赤加栀子。

小便短涩加猪苓、泽泻。

小便秘加滑石、瞿麦。

大便秘加枳壳、前胡。

大便秘喘加枳壳、前胡、大黄。

烦躁加麦冬、天花粉。

烦渴狂乱谵语加知母、石膏、麦冬。

呕吐加猪苓、泽泻、黄连。

咽喉痛加甘草、牛子、荆芥。

泄泻加猪苓、泽泻、防风。

呕加陈皮。

血热痘疹禁忌

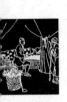

　　血热痘症,热毒弥盛,然毒气无所分消,只宜重用升提发散,使毒得以达表,而从外解,引以渗泻,便热得以润下,而从内消,佐以清凉消毒行血凉血之剂,则痘虽稠密,亦能消散自易,浆而易化,所谓轻其表而凉其内。此方盖得安表和中解毒,三法尽善,诚痘科之神方也。古云:热者清之,实者平之,岂非此方之谓欤,是故发热至见点之后,三日以前,毒气未尽达表,内外弥盛,血热之症悉具,辨认不差,只以本方调治,切不可用参、芪、白术、茯苓补气之药,于热症未浆之前,如误用之,是以实攻实,邪得补而愈盛也。腹胀气喘,狂乱谵语,咽喉肿痛,口舌生疮,变症百出矣。呕吐泄泻,甚不可用半夏、丁桂、干姜、木香、藿香、诃子、肉豆蔻，如误用之，是以热助热，气得热而愈亢也。躁症必至咽痛狂乱，失血便秘，无所不至矣。至于龙骨、枯矾滞涩之物，且能使气道阻塞，是欲其出而闭之门也。腹胀之患生，而喘急之势至矣，尤宜戒之。乃至血疱已成，气血定位，头顶白光，势将行浆，又宜易方，另行别议。

◎羌活散郁汤

专治实热壅盛，郁遏不得达表，气粗喘满，腹胀烦躁，狂言谵语，睡卧不宁，大小便秘，毛竖面浮，眼张若怒，并有神效，并为风寒外搏，出不快者同治。

羌活一钱五分，防风二钱，白芷一钱五分，荆芥二钱，桔梗二钱，地骨皮一钱五分，川芎一钱，连翘二钱(去心)，紫草一钱五分，牛蒡子二钱(炒)，甘草一钱，大腹皮一钱五分，灯心十五寸。水煎，温服。

身处发热及见点之际，毒气壮盛，或为寒所抑，或肌肉粗厚，腠理坚闭，肌窍不通，通络阻塞，使清气不得引毒达表，循窍而出，则热毒壅遏于内，为腹胀，为喘急，为秘结，为狂烦，为惊搐，为失血，皮燥毛直，面急眼胀，睡卧不安，惊啼多哭，此热毒壅遏之症。辨认不差，急宜用发散开提之剂，佐以和解透肌之药，则热毒不壅，而其出自易矣。羌活、白芷、防风，有升提发散解毒之长，桔梗有开提匀气之能，荆芥、连翘、牛蒡子善解郁热，地骨皮消壅热于筋骨之间，且能肃清脏腑，紫草滑肌通窍，大腹皮引热下行，使内外有所分消，用此以治热壅之症，效大而功用极妙。若骤用寒凉，如芩、连、升麻之类，则热为寒气所郁，不能伸越，逗留经络，为疳痈为疖者有之，冰敷硬闭者有之。至于人参、黄芪、白术、茯苓温补之剂，误用则壅盛，祸不旋踵，如丁桂、木香、姜、附之类，以热攻热，杀人立至，尤宜戒慎。故发热之初，至见点之后，并宜以本方处治，依后法而加减之。

加减治法

初发身热，壮盛腮红，面赤毛焦，皮燥咳嗽，喘急者加升麻。

烦渴者加花粉、葛根。

腹胀喘急、鼻塞面赤若怒、毛直皮枯加麻黄。

便秘加当归、枳壳，甚则加大黄。

呕吐加猪苓、泽泻、陈皮，禁用生姜、丁香、木香、半夏。

泄泻加升麻，禁用白术、茯苓。

喘嗽恶风加桑皮、紫苏。

失血加犀角、生地黄、黄连。

发斑加黄连、黄芩、栀子。

小便赤涩加滑石、栀子、生地黄、白芍。

鼻衄加黄芩、犀角，小便秘加木通、栀子，搐加青皮。

不思饮食加山楂肉。

伤食加山楂肉、神曲、麦芽。

见点二三日间出不快者，加牛蒡子、山楂肉、蝉蜕。

皮急紧身热壮甚加葛根、前胡。

凡红赤色加生地、红花、丹皮，减去白芷、防风。

见点三日之内，并依本方加减，及三日之后，痘疮出齐，血疱已成，而前症悉平，不可复用此方，恐发散太过，难于行浆，另有方药在后，其禁用药剂，并以血热痘疮法而载治，故此方不立禁忌辨。

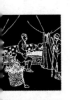

◎太乙保和丸

专治血热痘症，服十神解毒汤后，热症悉去，内外和平。见点三日之后，不易长大粗肥者，用之则能保和元气，活血解毒，助痘成浆，易结痂亦易落也。

桔梗二钱，紫草一钱五分，川芎一钱，山楂肉三钱，木通一钱五分，人参二钱五分，红花八分，生地三钱，糯米五十粒，甘草五分，灯心十寸，生姜三片，水煎，温服。

便涩腹胀加大腹皮，繁红不润加当归、蝉蜕，痘出不快加牛蒡子，塌陷加黄芪，痛者加白芷，不匀加防风，水疱加白术、白芍，咳嗽加五味子、麦冬，渴加麦冬。七八日后浆足身复壮热，便秘烦渴腹胀喘急，宜服前胡枳壳汤，浆足禁用此方，另立汤饮在后。

◎益元透肌散

专治壅热痘症，服羌活散郁汤后，壅症悉开，气血和平。见点三四日后，不肥大不成浆者，用之则能匀气解毒透肌达表，领出元阳助痘成浆，而易结脓窠也，加减与保和汤同论，浆足之后，另有保婴百补汤在后，即太乙保和汤，去生地、红花，加蝉蜕、牛蒡子、陈皮、灯心十五寸、大枣二枚，煎服。

◎保婴百补汤

专治痘郁八九日浆足之后，别无他症，并以此方调理气血，养脾胃，不拘实热二症，皆可服之。唯气虚症八九日后，本方加黄芪二钱、官桂五分。若有别症，在审虚实随证加减而已。

当归三钱，生白芍二钱，生地黄三钱，白术二钱(生用)，人参二钱，茯苓一钱五分，山药二钱(炒)，甘草五分，红枣二枚，水煎，温服。

◎十二味异功散

治痘表虚塌痒，内虚泄泻，腹胀喘嗽，闷乱烦渴，寒战咬牙，头温足冷者，急宜服之。

木香五分，官桂七分，当归一钱五分，人参一钱，茯苓一钱，陈皮五分，厚朴一钱(姜炒)，丁香三分，肉豆蔻五分(煨)，白术一钱(炒)，附子五分，半夏一钱(姜炒)，姜三片，枣三枚，水煎，温服。

◎十一味木香散

治痘灰白，表虚内虚泄泻腹胀其效如神，如无灰白、泄泻等症勿用。

木香五分(煨)，人参二钱，桂心五分，青皮一钱五分，前胡二钱，诃子肉一钱(煨)，半夏一钱五分(姜炒)，丁香三分，大腹皮一钱五分，赤茯苓一钱五分，甘草五分，生姜三片，水煎服。

◎枳壳汤

治误服参芪，喘气腹胀。

枳壳二钱(炒)，陈皮一钱五分，厚朴二钱(姜炒)，甘草七分，水煎，温服。

◎宽中汤

治误服温燥,阳盛阴虚,津液耗散,大便闭结。

当归三钱,生地三钱,白芍一钱五分(酒炒),枳壳一钱五分(炒),赤茯苓一钱五分,甘草七分,水煎,温服。

◎麦冬汤

治便实躁渴,津液下耗,血枯不荣。

麦冬二钱(去心),当归三钱,生地二钱,生白芍二钱,水煎,温服。

◎滋阴润燥汤

治误服辛热之药,致热冲咽喉肿痛,口舌生疮,目赤肿痛并皆服之。

栀子一钱五分,黄芩一钱五分,连翘二钱(去心),荆芥一钱五分,薄荷一钱,白芍一钱五分(酒炒),生地三钱,当归三钱,木通一钱,天花粉一钱五分,牛蒡子二钱五分(炒),水煎,温服。

◎胡荽酒

治痘出不快,欲令速出者服之。

胡荽子研末用酒煎,勿得泄气,候温去渣,微微从项下喷身,令遍,除面不喷,保暖即出。又治小儿秃疮,油煎敷之,及食肉中毒,吐血不止,煮冷取汁服之。

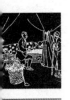

育婴集

◎水杨汤

治痘出顶陷,浆滞不行或风寒久克者俱宜用之,如初收敛时或痒塌破损者不宜服。

水杨柳五斤(洗净),春用枝,夏秋用枝叶,刬碎用,用长流水一大釜,将水杨柳枝煎六七沸,先取三分中之一,置浴器内,候汤温和先服,宜投汤剂,然后洗浴,渐渐加汤。

沐时久,乃以灯照,累累然渐有起势,陷处晕晕有丝,此浆影也,后必满足,如未满足,又浴如前。有力弱者,只浴头面手足可也。若无起势,则气血败而津液枯矣,难以收敛,痘不能行浆,乃气血涩滞,腠理固密,精气虽盛,不宜疏通故也。此汤能令闭塞之处,暖气透遍,发泄郁蒸,和畅气血,而浆有易成者乎,且服药不过攻气血以成功耳。然药力差缓,难以达于手足头面,今服药之后,而更以此药治之,则药气借此以升提,先开万窍,功效甚大,勿得为风寒所阻,而致成他患耶。

◎谈笑博金丹

治痘黑陷倒靥,干枯不起者神效。

天灵盖①一钱,用寅亥戌未四时,炙黄研细末,入麝香一分,薄荷汤送下。

◎一字金丹

治症同上。

紫花地丁二钱,金丝重楼二钱,共为细末,薄荷汤冲服。

◎至宝丹

治症同上。

戌腹粮②(即将大米置净室,与犬食之饱足,取其粪)洗净、炙干研细,每一两入麝香一分。每服五七分,用薄荷汤送下。

◎一粒金丹

治症同上。

虚症虽死者服此即可立活。腽肭脐③五分,鸦片三分,冰片三分,麝香二厘,蚕蛾二个(炙焦黄色),共为细末,每服一二字黄酒冲服。

◎牛季膏

此药专治危急痘症,有起死回生之妙。牛季子不拘多少,又名鼠季子、牛诮子、猪季子,乌罡子随其地呼名。

上取汁,石器中结成膏。牛季野生道旁,至秋结实,实黑圆成穗。或无生者,即用干者为末,水熬成膏,制丸如芡实大,用杏仁煎汤送下。

◎百祥丸

治痘黑陷甚者神效。

红芽大戟一两(剉)用浆水煮,极软去骨,晒干复纳入汁,尽焙干为末丸,如栗米大，每晚一二十丸，研赤芝麻煎汤。下吐利同。

◎独圣散

治痘陷久，不发黑色而气欲绝者服此渐速。

红润穿山甲（用汤洗净，炙令焦黄为末），每服五分入麝香一厘，煎木香汤送下，或紫草汤入酒少许调服亦可。

◎冰肌散

治痘一齐涌出，服此药复能敛入。

柴胡三钱，犀角末一钱五分，泽泻一钱五分，连翘二钱，前胡三钱，丹皮三钱，黄芩二钱，川黄连二钱，栀子一钱五分，黄柏一钱五分，地骨皮一钱五分，上为细末，每服三钱，水煎服。

◎糯草灰散

治痘后余毒甚效。

用糯草灰不拘多少，将滚汤淋去咸水，以淡灰掩患处即愈。

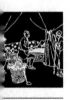

◎稀痘保婴丹

治痘未见点之前，预服解毒。

缠豆藤、紫草茸各四两（洗净），荆芥穗二两，牛蒡子二两，绿升麻二两，甘草梢二两，大辰砂三钱（用煮防风水飞）防风二两（用麻黄、紫草、荔枝壳、升麻四味煮过，就其水飞辰砂），天竺黄二钱（点少许于舌上，麻涩为好），牛黄三分（磨透中指者佳），蟾酥一钱（自取赤眼者不用），赤小豆、雄黑豆、绿豆各四十九粒（炒），上为细末，外又将紫草三两入水三碗，熬膏半碗，入红砂糖半盏，将前药末用紫草膏为丸，如元肉核大，将飞辰砂为厚衣。未出之先，用甘草浓煎汤研服一丸，大人二丸，已发热三时，生姜汁研服。微表之多者可少，少者可无，大有神效。

◎三酥饼

解毒稀痘神效，初发汗用。

蟾酥五钱（端午日捉蟾以针刺眉上，夹取听用，每用少许），辰砂三钱（水飞，三钱须绢囊盛之，用天麻、麻黄、紫草、荔枝壳煮过一日一夜，就将前药汤熬过用蟾酥合捻作饼），紫草一两（为细末,用蟾酥另捻作饼),麻黄五钱(去节,汤泡过晒干为末,用蟾酥另捻作饼),各加麝香少许,另捻作饼。各用瓷器盛之。

辰砂解胎毒,凉心,火制过又能发痘。紫草解毒发痘,麻黄表汗发痘,蟾酥又能除脏腑毒,从毛窍中作汗出,诚解毒稀痘之妙也,每遇重痘须于发热之时。每二岁者,将三饼各取一分或半分,量儿大小加减,热酒化下,被盖取微汗。不能饮酒者,将消毒饮化下,尤妙。若痘已出红,不属热毒盛,煎紫草红花汤或化毒汤将辰砂、紫草二饼调下少许解之。又小儿初生用蜜调辰砂饼一分,以解胎毒,痘出必稀,皆妙法也,麻黄饼痘后忌用。

◎三豆饮

治痘蕴热烦躁。

赤小豆五钱,黑豆一钱,绿豆一钱,甘草二钱,用新汲水煮以豆熟为度,任意将汤饮干食之。

◎鲜鳞攻毒汤

治症出不快并一切陷伏倒靥。

鳝鱼头(活者不论大小一个),丹雄鸡头一个(去毛),鲜苇尖头一两,生姜五片,淡水同煮熟,取出令儿饮汁时,加酒浆少许,儿食鸡冠并苇尖,余不用。

◎升麻葛根汤

治痘发热之初表热壮盛。

升麻一钱,葛根二钱,生白芍一钱五分,生甘草一钱,葱白二寸,生姜二片,水煎服,无汗者加苏叶八分。

◎参苏饮

治风寒壮热,痰涎壅盛,体痛头痛。

陈皮一钱,半夏一钱(姜炒),白茯苓一钱,葛根一钱,桔梗一钱,人参七分,甘草五分,紫苏一钱,姜三片,葱白两寸,水煎服。

◎紫草化毒汤

治痘已出或未出,热壅不快并宜服之。

紫草二钱,陈皮一钱,升麻五分,生甘草五分,葱白三寸,水煎,量儿大小服之,痘疹气匀即出快,紫草滑窍,去心肝邪热,陈皮快气,升麻能散热毒,甘草解毒,小便若赤,加木通一钱。

◎犀角地黄汤

治诸般血热失血。

犀角一钱(磨汁),牡丹皮二钱,白芍药二钱,生地黄三钱,水煎服,如无犀角加升麻七分亦可。

◎退火回生丹

治痘血热枯涩。

滑石一钱(水飞),辰砂一钱(水飞),冰片三厘,共为细末,冷水调服一分,少睡片时即转红活矣。

◎甘桔汤

治咽喉肿痛。

元参二钱,桔梗三钱,甘草一钱,姜一片,水煎服。

◎生脉散

治痘症烦渴能生津。

人参一钱,麦冬三钱(去心),五味子十五粒,水煎服,当茶饮之。

◎消毒饮

治咽喉肿痛,能除膈热。

牛蒡子二钱(炒),荆芥一钱,防风五分,生甘草五分,生姜一片,水煎服。

◎如圣饮

治痰嗽,风热声哑,喉痰。

桔梗二钱,麦冬一钱五分,牛蒡子一钱五分(炒),元参一钱,荆芥一钱,防风七分,甘草一钱,葱白三寸,水煎服,热盛者加犀角黄芩或尤妙。

◎辰砂益元散

治湿热小便黄赤。

滑石六分(水飞)，甘草末一钱，辰砂一钱五分，共为细末，用白糖水调服。

◎导赤散

治小便黄赤，口干烦渴。

人参一钱五分，麦冬三钱(去心)，生地三钱，木通一钱，甘草七分，淡竹叶七片，灯心七寸，水煎服。

◎四苓散

治痘内热，以此利小便。

泽泻一钱五分，猪苓一钱五分，白术二钱(土炒)，茯苓二钱，木通一钱，用东流水④煎服；或为细末，白汤调服。

◎三仁膏

治痘疹大便坚实，不宜者服之。

火麻仁一两(研细，去壳净仁)，松子仁七钱(打碎，去皮取净仁)，桃仁五钱(去皮尖，炒)，研极细末，用芝麻一合，微炒研细，再入蜜水研极细，以帛滤取粗渣，每服时同三仁蜜汤调下，多少量儿大小取用。

◎四顺饮

治痘壮热或大便秘结。

当归三钱，白芍二钱酒(炒)，大黄三钱，生甘草三钱，水煎服。

◎元明粉散

治痘热血热便秘。

元明粉三钱，当归尾三钱(酒洗)，水煎冷服。

◎蜜导法

治大便不通。

用蜜熬滴水成珠，拿绢如小指大，长三寸，包蜜成卷，纳入谷道⑤中。秘甚者加皂角末少许，用猪胆入葱内亦可。

◎四君子汤

治气虚痘症，能助气和中。

人参二钱,白术二钱五分(土炒),茯苓二钱,甘草一钱,水煎服。

◎补中益气汤

治痘气虚不起。

黄芪二钱五分(蜜炙),人参二钱,白术一钱五分(土炒),当归一钱五分,陈皮一钱,升麻五分,柴胡一钱(炙),甘草五分,姜二片,枣二枚,水煎服。

◎四物汤

治痘疮血虚有热。

当归三钱,川芎一钱,生白芍三钱,生地三钱,水煎服。

◎八珍汤

治痘,能大补气血。

当归三钱,白芍二钱(酒炒),生地三钱,川芎一钱五分,人参一钱五分,山药三钱(炒),茯苓二钱,炙甘草一钱,姜三片,枣一枚,水煎服。

◎托里散

能解痘毒,补气血通用。

陈皮一钱五分,川贝母一钱五分(去心),桔梗二钱,人参二钱,炙黄芪二钱,当归三钱,连翘二钱(去心),山楂肉三钱,肉桂五分,白芍一钱五分(酒炒),姜三片,水煎服,气滞者加木香末五分。

◎十全大补汤

治气血虚弱,痘后要药。

即八珍汤加黄芪、肉桂大补气血兼能起痘,水煎服。

◎参苓白术散

治痘泻后发渴。

人参三钱,白术二钱(土炒),茯苓二钱,藿香二钱,木香五分(煨),葛根二钱(煨),甘草一钱,水煎温服。

◎理中汤

治痘虚寒泄泻暂用。

人参三钱,白术二钱土(炒),干姜一钱五分,炙甘草一钱,煨姜引,水煎。

◎益黄散

治胃寒呕吐而泻。

陈皮二钱,青皮二钱(炒),丁香五分,木香五分(煨),诃子肉一钱(煨),砂仁一钱五分(炒),茯苓二钱,姜二片,水煎温服。

◎何号周天散

治痘黑陷,项强,二目直视,腹胀喘急,发搐。

蝉蜕五个(洗净),地龙一两(去土),共为细末。量儿大小煎乳香汤调下,三服痘疮即起乃效。

◎如金散

治痘已出,而复癫其热,甚危者。

紫背荷叶一两(霜后搭水紫背者佳),白僵蚕五钱(炒去丝,直者佳),共为细末,每服五分胡荽汁掺酒送下。

◎如神汤

治痘疹腰痛。

当归三钱,肉桂一钱,元胡索二钱,共为末,黄酒调下一钱。

◎大连翘饮

治痘后肿毒蕴热。

牛蒡子五分(炒),连翘八分(去心),当归八分,白芍一钱(酒炒),防风一钱,滑石一钱(水飞),柴胡一钱,木通八分,黄芩一钱,荆芥八分,栀子一钱,车前子一钱(炒),蝉蜕五分,甘草五分,姜三片,水煎服。

◎十三味败毒散

治痘后肿毒。

当归二钱,陈皮一钱五分,穿山甲一钱(炒研),白芍一钱五分,赤芍二钱,乳香一钱(去油),没药一钱(去油),贝母一钱五分(去心),金银花一钱五分,皂刺一钱五分,天花粉二钱五分,防风一钱五分,生甘草一钱,水酒各半煎服。

◎八珍汤

治痘后瘢白,气血虚急,服此药免生他症。

当归二钱,川芎一钱五分,白芍一钱五分(酒炒),生地三钱,人参二钱,白术二钱(土炒),茯苓二钱,陈皮一钱五分,半夏二钱(姜炒),炙甘草一钱,姜三片,枣二枚,水煎服。

◎清凉拔毒散

治痘后肥疮、疳疮⑥、癣疥、蛇皮⑦收水凉肌解毒。

黄丹二钱(水飞),黄柏一钱,黄连一钱,大黄一钱五分,轻粉五分,麝香一分,黄芪一钱五分,共为细末,疮湿干擦,烂用黄蜡猪脂油熬化调搽。

◎生肌散

治疳蚀不敛、痘后脓血、杂流不收等疮。

地骨皮一钱五分,川黄连一钱,五倍子一钱五分,黄柏一钱,生甘草一钱,上为细末,干擦二三次即愈。

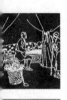

◎鸡肝散

治痘后肝经蕴热目病。

当归二钱,川芎一钱,白芍一钱(酒炒),防风一钱,白蒺藜一钱五分(炒,去刺),荆芥一钱五分,黄连一钱,木通一钱,甘菊一钱,蔓荆子一钱五分(炒),甘草五分,灯心十五寸,水煎服。

◎羚羊角散

治痘后余毒不解,上攻眼目生翳,羞明,眵泪,且多红赤肿闭难开。

羚羊角一钱(剉末),黄芩一钱,黄芪一钱,升麻一钱,芒硝一钱,草决明一钱五分(炒),车前子一钱五分(炒),防风一钱五分,川大黄一钱五分,水一钟,煎至半钟,温服此方。

主明目,以羚羊角为君,升麻补足太阴以实内,逐其毒也,黄芪补手太阴以实外,御其邪也为臣,防风升清阳,车前泻浊阴,草决明疗赤肿泪出,黄芩、大黄、芒硝用以攻其固热为使,然大黄、芒硝乃大苦寒之药,法当量儿虚实加减治。

◎复明散

治痘后目痛,红丝,翳膜。

当归二钱,生地二钱,柴胡二钱,川芎一钱,防风一钱,甘菊花一钱,甘草一钱,白芍一钱五分(酒炒),荆穗一钱五分,蔓荆子一钱五分(炒),水酒各半煎服。

◎兔粪丸

治痘后云翳遮睛。

甘菊花一两,甘草一两,白蒺藜一两(炒,去刺),兔粪四两。共为细末,炼蜜为丸,如桐子大,每服三十九,细辛汤送下。

◎安胎独圣散

治孕妇出痘,胎动不安。

砂仁五分(炒),为细末,黄酒调下,五分即安。

◎安胎散

治症同上。

八珍汤去生地黄,加黄芩、砂仁、香附、紫苏、陈皮、大腹皮,枣二枚,水煎。

◎清胃散

治痘后牙疳肿疼。

升麻二钱,当归一钱五分,黄连一钱,丹皮一钱,生地二钱,水煎服。

◎犀角黄连汤

治痘后牙疳。

犀角一钱(磨汁),黄连一钱,乌梅一个,木香五分,水煎服。

◎牙疳散

治走马牙疳臭烂。

川黄连一钱,白硼砂一钱,胆矾二分,冰片五厘,共为细末,擦牙上即愈。一方加人中白,青盐俱煅存性。

◎治痘疮湿烂方

蚕茧烧灰存性,加枯矾少许,墙上白螺蛳,烧灰存性,牛粪烧灰存性,加麝香少许,松花为末,干擦。

◎龙凤膏

稀痘良方。

蚯蚓一条（白颈者佳），乌鸡蛋一个,将鸡蛋开一小孔,入蚯蚓在内,用纸糊其孔,孔向上蒸熟,去蚯蚓取蛋食之。每年立春食之,终身永不出痘矣。

◎稀痘仙方

牛黄一钱,蟾酥三分,朱砂七分（水飞）,丝瓜五分（取近蒂五十寸烧灰存性）,研细末,一岁小儿每服一分,用砂糖调服。

◎三花丹

治将出痘时用之可能稀痘。

梅花三钱,桃花三钱,梨花三钱,三花通取已开未开者,阴干为末,用兔脑为丸,雄黄为衣,以赤、黑、绿三豆煎汤调服。

◎六味稀痘饮

治将发痘时预服之。

山楂肉二钱,紫草一钱,牛蒡子一钱五分（炒）,防风一钱,荆芥一钱,甘草五分,姜三片,水煎服。

◎三一承气汤

治痘黑陷,二便秘结,热甚谵语。

大黄二钱,芒硝二钱,川厚朴二钱（姜炒）,枳实二钱（炒）,炙甘草一钱,姜三片,水煎服,此方不可轻用,须量虚实而投。

◎天花散

治痘后失音。

天花粉二钱五分,桔梗二钱,茯苓一钱五分,诃子肉一钱,菖蒲二钱,甘草一钱,竹叶七片,水煎服。

◎一圣散

治咽喉疼痛。

苦参三钱,研为细末,吹之即愈。

◎凉血芍药汤

治痘疮疼不可忍。

白芍二钱(酒炒),当归三钱(酒洗),红花一钱,地骨皮一钱五分,水煎服。

◎凉血化毒饮

治痘顶焦黑。

归尾八分,赤芍一钱,生地二钱,木通六分,连翘一钱五分(去心),牛蒡子一钱五分(炒),红花八分,紫草一钱五分,桔梗二钱,山豆根一钱,灯心草二十寸,水煎服。

◎内托散

治痘根窠不红、灰白陷伏、气虚等症。

人参一钱五分,炙黄芪一钱五分,川芎一钱,当归二钱,防风一钱,白芷一钱,桔梗一钱五分,白芍一钱五分(酒炒),厚朴一钱五分(炒),木香三分,肉桂五分,姜一片,枣一枚,水煎服。

◎无忧散

治痘危险,寒战咬牙,此方急之良方也。

人牙一个(炙黄),雄黄五分,朱砂五分(水飞),牛黄三分,共为细末,用元肉煎汤调服。

◎蝉蜕散

治痘疮、痒疮。

蝉蜕一两,地骨皮一两,白芷五钱,为细末,黄酒调服。

◎加味四圣散

治痘痒便秘。

紫草一钱五分,木通一钱,枳壳一钱五分(炒),生黄芪一钱五分,桔梗一钱,川大黄一钱,白芷一钱,甘草五分,水煎服。

◎ **豆灰散**

治痘溃烂。

黄豆烧为末,擦之,如痘风癣,以豆壳煎水,洗之即愈。

◎ **解毒牛黄丸**

治痘后余毒,痰壅惊搐。

郁金一钱,牛黄一分,杏仁十四个(去皮尖),巴豆五分(去油),共为细末,米糊为丸,如绿豆大,每服三五丸,薄荷汤送下。

◎ **芪附汤**

治痘后发风,手足难动,不时汗出。

生黄芪二钱,附子一钱,当归二钱,防风一钱,全虫三个(去毒),钩藤一钱五分,续断一钱五分,桂枝一钱五分,五加皮二钱,石菖蒲一钱五分,黄酒煎服。

◎ **当归桂枝汤**

治痘后手足不能伸屈。

当归三钱,川芎一钱,白芍二钱(酒炒),生黄芪二钱,官桂一钱,黄柏一钱,苍术二钱(炒),生地黄二钱,钩藤一钱五分,黄酒煎服即愈。

气虚者加川乌或人参亦可,如感风寒而骨节痛加羌活、防风妙之极矣。

◎ **韭白汤**⑧

治痘后下痢脓血身热。

韭白一束,淡豆豉三钱,栀子一钱,水煎服。

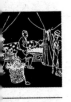

【注释】

①天灵盖:古医籍中载其入药。不科学。

②戍腹粮:古医籍中载有此药。现代科技认为其不科学。

③腽肭脐:海狗鞭。《本草纲目》载:"今出登、莱州,其状非狗非兽,亦非鱼也。但前即似兽而尾即鱼,身有短密淡青白毛,毛上有深青黑点,久则亦淡。腹胁下全白色,皮厚韧如牛皮,边将多取以饰鞍鞯。其脐治腹脐积冷、精衰、脾肾劳极有功。"

④东流水:是指从西流来的,从远地流出的水。性平,无毒,主治病后虚弱和荡涤肠胃的污秽物。

⑤谷道:肛门。

⑥疳疮:病名。《济阴纲目》曰:"因月后便行房,致成湛浊(指月经断续不止),伏流阴道,疳疮遂生,瘙痒无时。"分为血疳、风疳、牙疳、下疳。

⑦蛇皮:此处指蛇皮疮,即带状疱疹。

⑧韭白汤:应为薤白汤。《类证活人书》卷十八记薤白汤主治:"伤寒热毒内蕴,下利色赤。"方芍组成:淡豆豉、薤白、栀子。

卷十一　药性门①

【注释】

①药性门：原无，据文义增加。

用药生熟各宜论

药之生熟，补泻存焉，剂之补泻，利害存焉。盖生者性悍而味重，其攻也急，其性也刚，主乎泻，熟者性浮而味轻，其攻也缓，其性也柔，主乎补，补泻一差，毫厘千里。则药之利人，判然明矣。如补药之用制熟者，欲得其醇厚，所以成其相助之功，泻药之用制熟者，欲去其悍烈，所以成其攻伐之功。用生用熟，各有其宜，实取其补泻得中，勿损其正气耳。盖为悦听而已哉何，今之庸医专以生药饵人，夫药宜熟而用生，生则其性烈，脏腑清纯中和之气，服之宁无损伤，故药生则性泻，性泻则耗损，养正宜熟，岂可用生。又有以生药为嫌，专尚炮制补奇，夫药宜生而用熟，熟则其性缓，脏腑壅滞，不正之邪服之难以驱逐，故药熟则性缓，性缓则难攻，祛邪宜生，岂可用熟，殊不知补药宜用熟，泻药不嫌生。夫药之用生犹夫乱世之贼寇，非强兵猛将，何以成摧坚破敌之功？药之用熟犹夫治世之黎庶，非礼乐教化，何以成雍熙揖让之风？故天下乱则演武，天下治则修文，医者效此用药，则治病皆得其宜，庶不至误人之疾也。噫！审诸。

辟药室误人

病因经络转变，药分佐使君臣，盖驱病犹如驱盗。用药不啻[①]用兵，故一方之中，必以何者为主帅，何者为冲锋，何者为向导，何者为护卫，纪律分明，井井有法，然后可驱病也。无如世之药室，唯贪蝇头之利，往往不依方上之分两。药之贵者，方虽为君，亦必少与；药之贱者，方虽为佐，亦必多施。君臣倒施，佐使不分，其药安能中病乎？及药之不效，只咎医人，即医者亦狐疑莫决，反欲更方，岂知前方对症，乃因为药室之误哉。更可恶者，或铺中本缺其药，又模糊答应，以假为真，有南星而作半夏，松香而作琥珀者，不啻暗箭伤人，虽获其利，神必殛之。噫人当用药之际，生死悬于旦夕，而犹忍以假药，而图人之利，是可忍也，孰不可忍也。奉劝药室家，思药为救命之需，必须地道得所，炮制得法，其方若成，必依分两而与之，虽高索其价，亦不为过也。

【注释】

①啻（chì）：过多也。不仅，不止。

育婴集

······· | 治病合用药性总论 | ·······

　　夫药有寒热温凉之性，酸苦辛咸甘淡之味，气味阴阳不同，浮尘升降各异。辛甘发散，走气为阳，酸苦涌泄，走血为阴。味浊之浊者，归于五脏；清之清者，发其腠理；清之浊者，四肢可实；浊之清者，六腑堪至。淡则渗而酸则收，辛散可识咸则软，而苦则泄，甘缓须知，横行直达，治法不同，梢降根生，制宜尤异，故药性为立方之大旨，治病之枢机也，诸药分类，详著于后。

······· | 药性上 | ·······

◎人参

　　人参味甘温无毒，善解虚烦补脏阳，明目开心通血脉，安魂定魄睡宁康，最能利而除邪气,霍乱调中止渴良,肠冷气虚胸膈逆,惊痫坚积是仙方。

颜注:茯苓为之使,畏五灵脂,恶溲疏①,反藜芦。

归补注:止渴生津液,产后益正气,虚寒真可服,补剂不须畏。

◎黄芪

黄芪味甘温调血,主疗筋挛及癞风,止渴补虚,收盗汗,痈疽,止痛又排脓。

颜注:防风为之使,恶龟甲。

归补注:甘温实腠理,排脓补气虚,产后遇失血,托里意自舒。

◎甘草

甘草甘平无有毒,生寒泻火别身梢,炙温健胃和中用,解毒和药力最高,脏腑寒热逢即退,三焦元气补宜熬,金疮止渴坚筋骨,止嗽通络疗血劳。

颜注:干漆、苦参为之使,恶远志,反大戟、芫花、甘遂、海藻四味。

归补注:甘草生泻火,炙健脾胃良,解毒和诸药,方中更堪当。

◎白术

白术甘温健胃脾,风寒温痹肿皆医,安胎补气消痰痞,渴汗痈疽呕血宜。

颜注:用陈壁土炒焦,服此药忌食桃李之果。防风、地榆为之使。

归补注:甘温健脾胃,消痞止渴强,补虚热又盛,烦渴不敢当。

◎川芎

川芎味辛温开郁,主疗头疼痛痹风,行血明目除吐逆,金疮止痛细辛同。

颜注:白芷为之使,得细辛疗金疮而止痛,得牡蛎疗头风而上逆。

归补注:辛温利头痛,补血有神功,能助济阳气,扶养血道充。

◎当归

当归败血所当归,胎产虚劳入可通,用尾要知能破血,身头补血不须疑。

颜注:畏菖蒲、海藻,用酒洗,破血用尾,止血用头,养血用身,若全用不如不使,服之无效,单用为妙。

归补注:辛温身养血,头止血上行,梢破仍归下,全活血易盈。

◎芍药

芍药微寒味苦平,赤能发表又通经,驱寒除热消痈肿,下气明眸利便灵,白者健脾兼补血,安胎止痛有芳名,能和腹痛消坚积,止汗扶阳气足称。

颜注:雷丸为之使,恶石斛,畏硝石,反藜芦。有赤、白二种,此乃肝脾二经之药。白者补,赤者泻,赤者利便下气,白者止痛散血,得炙甘草为之使,气血虚寒之人禁用。

归补注:味苦酸寒,腹痛应同餐,破坚消积用,泻脾能伐肝,痘疹用赤药,破血有异端,专疗腹痈痛,解毒有何难。

◎升麻

升麻寒性甘还苦,解毒诛精疫瘴加,疗腹头疼寒热等,祛风散肿治疼牙。

颜注:形细而黑,极坚者佳,形大者味薄不堪用,刮去粗皮用之,乃引经之药也。

归补注:苦平性微寒,解毒除热烦,发散痘疹疾,初热正宜餐。

◎柴胡

柴胡味苦性寒凉,湿痹拘挛作浴汤,发热伤寒为要药,消痰止嗽补劳伤,益精明目除头疼,气温心烦用此良,更治诸痰并水肿,大肠停积可前尝。

颜注:半夏为之使,恶皂角,畏紫菀、藜芦,凡茎长软皮赤者佳。

归补注:苦平性最寒,胁疼潮热生,解肌清表热,托痘用此行。

◎麻黄

麻黄发汗攻头疼,表散风寒破积坚,治疟消斑除咳逆,若还止汗用其根。

颜注:厚朴为之使,恶辛夷、石韦,凡用去节,先煮一二沸去黄沫,否则令人烦闷。

归补注:苦甘性微温,发表仍散寒,冷热相兼至,用根能止汗。

◎紫苏

紫苏解表利胸痰,开胃通肠菜蔬甘,子降气凝除喘咳,茎能安胎益脾饮(内附苏子)。

颜注:茎能和气,子能降气,叶能发散,凡使刀刮下青薄皮剉用。

归补注:味辛气温和,最能散寒邪,产前若潮热,无汗任增加。

◎葛根

葛根味甘性平凉,发散伤寒治热狂,开胃解醒除呕逆,更医消渴疗金疮。

颜注:杀野葛根巴豆百药毒,能升发阳明生气,引痘外出。

归补注:甘平性微寒,口干正当攒,能解肌表热,见点不须餐。

◎前胡

前胡苦寒清头目,下气宽胸利实痰,内外虚热吞此退,安胎止嗽疗儿痈。

颜注:半夏为之使,恶皂荚,畏藜芦。

归补注:味苦性微寒,治嗽疗伤风,胸满腹气结,痰涎热相攻。

◎羌活

羌活辛兼苦性平,散风明目止头痛,遍身痿痹宜吞此,肉腐痈疽效最灵。

颜注:羌活气雄,形细而多节,散气性猛烈,出益州西川。

归补注:味辛温又苦,善能医贼风,失音手不遂,痿痹自相通。

◎防风

防风性温味甘辛,疗风痛痹主遍身,除湿止崩兼止汗,头眩烦闷效如神。

颜注:恶干姜、藜芦、白蔹、芫花,能制附子毒。

归补注:甘辛温无毒,除风治头眩,疼痹疗诸风,泻肺乃仙传。

◎白芷

白芷辛甘本无毒,疮家呕渴与诸风,阳明头疼憎寒热,目泪风眩用此攻,血闭能行崩漏止,兼消阴肿有神功,面斑可化脂涂没,止痢无分白与红。

颜注:当归为之使,恶旋覆花。

归补注:辛温医头疼,专疗皮肤风,头眩目泪出,服之有神功,涂面能润颜,去瘢如小童,能治赤白痢,阴肿宜开通。

◎桔梗

桔梗苦辛提血气,乃为诸药之舟楫。消痰下气疗喉疼,温中消谷清肺宜,胸胁疼病兼腹胀,小儿惊悸吞之奇,祛风痹止嗽宽胸,下蛊毒排痈与疽。

颜注:陈皮为之使,得牡蛎、远志可疗恚怒。得滑石、石膏能疗伤寒,畏白及、龙胆草。

归补注:味苦辛微温,宽气利胸膈,药中为舟楫,咳嗽用蜜炙。

◎蝉蜕

蝉蜕味甘消风痹,医膜遮睛用此良,小儿夜啼发痘疮,惊风天吊效非常。

颜注:此药善能堕胎,生阳柳树[②]上五月采晒干,医小儿夜啼,去前截不用,外再用生地黄、薄荷、灯心熬水,频频饮之速效。

归补注:甘温除风热,解毒发痘疮,热盛方可用,夜啼服此汤。

◎紫草

紫草苦寒通九窍,煎膏可疗小儿疮,更除肿疳宣淋闭,痘疹凹兮可煮汤。

颜注:此药善通水道,疗腹肿,除胀满,发痘疮,三月采根,又可染色。

归补注:苦寒能起痘,解毒清热烦,红紫兼毒滞,快瘢治法存。

◎陈皮

陈皮性温利膀胱止嗽消痰止呕良,开胃宽胸消谷食,温寒发表佐生姜。

颜注:凡用须去白膜一层,开胃和中,生姜为之佐。

归补注:辛温健脾胃,留白能和中,理气兼化痰,去白泄气雄。

◎半夏

半夏辛兮毒性平,生凉熟热湿痰涤,伤寒呕咳咽喉肿,胸胀头眩用最灵。

颜注:畏雄黄,恶生姜、鳖甲,反乌头。

归补注:辛温化痰涎,祛风止呕佳,痰厥及头疼,非此不能医。

◎茯苓

茯苓甘平渗湿真,消痰润肺养心神,宽胸胁逆调脾脏,益气安胎助血遵,伐肾邪兮兼利便,除烦止嗽渴生津,赤苓破气仍行血,入内通溲始可亲。

颜注:恶白蔹、地榆、雄黄、鳖甲,忌醋酸之物,去筋皮用之。

归补注:甘淡温无毒,津少自应充,利水兼除湿,益气能和中,便频亦当止,秘结自流通,痘后腹中泻,尽力要相攻。

◎厚朴

厚朴辛温苦厚肠,消痰下气胀膨良,头疼腹痛宽脾胃,血痹惊痫霍乱尝。

颜注:干姜为之使,恶泽泻,寒水石,去粗皮生姜汁炒用。

归补注:苦辛性乃温,消胀真有功,益气除脾湿,散结能调中。

◎青皮

青皮苦寒抑[③]肝经,破积能除小腹疼,下食安脾消疝气,任从滞气即安宁。

颜注:引诸药至厥阴之分,用陈米醋炒用。

归补注:苦寒破滞气,消坚愈更良,引药至厥阴,下食入太仓。

◎缩砂仁

缩砂味辛温开胃,宿食虚劳吐泻施,下气安胎仍止嗽,腹中虚痛炒方宜。

颜注:生南地苗似生姜,形如白豆蔻,其皮紧厚,而破黄赤色,八月采收。

归补注:味辛温无毒,能医腹中虚,止呕消食气,胎孕正当与。

◎藿香

藿香辛暖散风寒,霍乱心疼吐逆安,开胃辟邪驱恶气,消风水毒肿宜餐。

颜注:此药能除风散寒,专治四时不正之气,能益脾胃理正气。

归补注:味甘辛微温,开胃能止呕,疗风及水肿,霍乱正可图。

◎红花

红花辛性温除蛊,产晕胎伤恶血宜,兼治诸风喉痹痛,一吞补血得东垣。

颜注:此药有生新祛瘀之功,能治胀破血,产后之要药也。

归补注:味辛温无毒,血热服最灵,多用则行血,可引血归经。

◎牡丹皮

牡丹皮苦心性寒,泻火除蒸疗中风,头痛惊痫消癫疾[④],癥瘕瘀血有神功。

颜注:用铜刀劈破去骨,清酒拌蒸,晒干用之。

归补注:味苦性太寒,癥坚通瘀煎,中风瘛瘲痉,疗痨补虚元。

◎ **枸杞子**

枸杞甘寒益肾精,强阳养血脚腰疼,宽胸退热除消渴,去膈仍令眼目明。

颜注:久服能耐寒暑,坚筋骨,疗虚劳,益阴明目为上品。

归补注:味苦性微寒,消渴味更全,久服耐寒暑,明目可延年。

◎ **地骨皮**

地骨皮苦性大寒,滋阴泻火任加增,表风无定浑身疼,退晡潮热疗骨蒸。

颜注:走血者用酒炒,走脾胃者用土炒,先用甘草汤浸一宿,晒干用。

归补注:味苦性大寒,滋阴清肾肝,风邪表无定,骨蒸欲止汗。

◎ **大腹皮**

大腹辛温无有毒,气因冷热攻心腹,宽膨消肿又厚肠,痰膈醋心安喘促。

颜注:用黑豆水浸洗,并以姜盐同煎,与槟榔之功相仿。

归补注:味辛性微温,心腹冷热攻,善能消浮肿,腹胀自相通。

◎ **牛蒡子**

牛蒡辛温疗喉痈,风湿瘾疹用莫疑,专清风热解痘毒,诸肿疮疡正当时。

颜注:此药治喉解毒,又利腰膝之气,桔梗为之使。

归补注:味辛性最寒,喉痛可作君,痘疹色红紫,解毒当堪用。

◎ **细辛**

细辛味辣温无毒。主疗拘挛湿痹风,明目开胸驱脑疼,通经下乳有神功,癫痫鼽鼻兼喉痹,头面诸风用此攻,利水破痰除咳逆,益肝下气又温中。

颜注:恶炮姜、山茱萸、黄芪,畏硝石、滑石、藜芦。

归补注:辛温能开窍,止嗽牙痛用,最能散风邪,头疼亦当从,开胸除喉痹,癫痫要煎浓,拘挛风湿痹,破痰又温中。

◎ **僵蚕**

僵蚕平治夜啼惊,能散风痰结滞灵,喉痹便开风湿逐,伤风阴易用之争,诸疮疔毒瘢痕减,产后余痰崩带宁,又杀三虫阴痒止,面中黑点去无形。

颜注:此药能去皮肤风动,如虫行之状,白直者佳。

归补注:味咸性温平,除风清热能,可洗面上点,催浆止痒成。

◎穿山甲

山甲性燥走经络,排脓透毒不可多,大能起痘防咽燥,气雄行散饮食和。

颜注:性温气雄,力透重围,凡使当用土炒,治痘以香油炒之,以去燥气。

归补注:辛温性气雄,发痘谁堪如,专能医疥癣,驱鬼魅遭锄。

◎皂角

皂角辛咸利窍关,风头风痹是仙丹,消痰止嗽催胞落,胎肿祛虚胀满宽。

颜注:柏实⑤为之使,恶麦冬,畏人参、苦参。

归补注:味辛性微温,引药达疮处,祛风通风窍,腹胀嗽当举。

◎桑皮

桑皮甘寒泻肺余,痰红止嗽补元虚,肺中水气兼肿胀,水肿金疮崩带除,利水道兮追寸白,伤中痨极保无虞。叶驱寒热淋漓汗,汁解蜈蚣毒效殊。

颜注:叶除寒热,出汗亦能止汗,经霜者乃佳,蜜炙用。

归补注:甘寒无有毒,消胀利水渠,益元补不足,泻肺气有余,腹胀兼水肿,唾血热自除,止嗽定肺喘,下气胸自舒。

◎附子

附子甘辛咸热毒,风寒风湿回阳速,温中除咳破坚癥,霍乱拘挛筋蜷缩,消积聚兮破血痕,脊腰厥冷疼心腹,堕胎坚骨又强阴⑥,脚疬膝疼难步徙。

颜注:地胆⑦为之使,畏防风、黑豆、甘草、黄芪、人参,恶蜈蚣。

归补注:辛咸热有毒,善为疗厥逆,痘寒不起胀,煎服疗病速,霍乱并转筋,腹冷下白赤,强阴坚肌骨,金疮破癥积。

◎香附

香附辛苦性微温,开郁行滞消食良,便制能散胸臆痞,醋炒助肝仍和肠,血瘀气滞酒炒用,崩淋炒黑共堪尝,月事先期休误投,病愈增剧更可伤。

颜注:此药能散能降,用之郁气开畅。

归补注:味苦辛微温,郁结气自横,消食助脾胃,气和血易盈,胸满宜平肝,血瘀滞当行,能破血中气,调经更养荣。

◎**黄连**

黄连味苦性最寒,去热明眸又沈肝,止痢厚肠除腹痛,退惊益胆润喉干。

颜注:黄芩、龙骨为之使,恶菊花、芫花、元参,畏款冬花,能解巴豆之毒,制用姜、酒、盐、吴茱萸炒。

归补注:味苦气甚寒,目疾能疗痊,肠辟腹中疼,疮疡急熬煎。

◎**黄柏**

黄柏苦寒除痔疽,胃肠结热漏皆疏,口疮疳毒阴阳蚀,明目安蛔魂魄居,惊风在皮肤亦起,肾经降火建功除。

颜注:恶干漆,性寒沉阴也,肾不足,必炒用而能补。

归补注:味苦寒无毒,脐痛更相求,下隐伏龙火,上出虚哕蛔,滋阴当补肾,降火应自投。

育婴集

◎**山栀**

山栀味苦性大寒,止衄凉血疗虚烦,能泻曲曲无名火,专清心肾宜调元,又能泻肺火邪侵,胃热心烦解郁寻,面鼻癫疮疡目赤,退黄止痢又通淋。

颜注:能泻曲®中之火,当清胃脘之热,胸中有热不用皮,表内之热连皮用。

归补注:苦寒凉心肾,医衄更有名,痞中生邪热,非此不能行。

◎**犀角**

犀角酸咸苦性寒,能解心热治风痫,伤寒瘟疫医痈肿,亦疗蛇虫鬼毒干。

颜注:此药专解心热,松脂为之使,恶雷丸。

归补注:味苦酸微咸,清心又凉肝,瘟疫解热毒,魇床疗伤寒。

◎**生地黄**

生地性寒能行血,产后攻心有大功,吐衄折伤清肺胃,凉心滋肾养肝同。

颜注:生者色紫入肝,通彻诸经血热,性虽凉而带补,麦冬为之使。

归补注:味苦甘微寒,凉血疗虚元,能泻脾经热,止衄宜熬煎。

◎熟地黄

熟地味甘苦性温,崩中溺血服之安,益精填髓除寒热,更治劳伤积聚宽。

颜注:恶贝母,畏芜荑,忌铁器,勿犯,犯之令人肾消,亦忌食葱、蒜、莱菔,食之令人心烦发白。制法不同,砂仁、蛤粉、黄酒、姜汁炒之,犹恐痰多腻膈,故当尊此炮制可也。

归补注:甘平滋肾水,补血益真阴,痘若犯血虚,极力可追寻。

◎苍术

苍术温兮苦又甘,生除疟泻湿生痰,宽中发汗功过白,去湿之功白着堪。

颜注:地榆为之使,能暖胃消谷,益津发汗,霍乱吐泻不止,又利腰脐之气。

归补注:甘温燥脾湿,消食犹宽中,除湿不及白,发汗有奇功。

◎金银花

金银花甘平无毒,别号忍冬善医疮,寒热身浮消渴止,补虚止痢疗风良。

颜注:今处处皆有,此藤之生,凌冬不凋,故名忍冬,又补虚疗风。

归补注:甘平解诸毒,清热消浮肿,痘疤色红紫,急服宜早奉。

◎丁香

丁香辛热除寒呕,温胃兴阳暖膝腰,霍乱益脾舒冷痹,牙疳风毒肿皆消。

颜注:此药有雌雄之分,今方中多使雄,力过大。若用须去丁盖。犯之令人背发痈也。

归补注:辛热暖脾胃,善能止呕吐,疗霍当止泻,痘白功用殊。

◎干姜

干姜炒黑止红频,生用驱寒疗不仁,炮制守中除胃冷,腹疼霍乱效如神。

颜注:此药专散里寒,取辛甘化寒之义,能温肝宜虚,虚甚用逍遥散加生姜三片有益,产后大热亦用,又能去恶养新,取阳生阴长之说,炮之变为苦温,能入肝经,炒黑则止泻温肾,微炒则温中和胃,吐血必用黑姜,取血以温行归经,黑非止血之谓。

归补注:辛热暖脾胃,生表当逐寒,炮能医胃冷,温中呕自安,色白身体凉,发痘可同餐,驱寒疗肠辟,下痢宜暖肝。

◎生姜

生姜味辣性平温,咳逆痰涎呕吐灵,开胃通神除臭气,头疼鼻塞服之醒。

颜注:秦艽为之使,能杀半夏之毒,又助参芪之力,恶黄芩,大枣为之佐。

归补注:味辛性微温,翻胃^⑨服应轻,驱咳止呕逆,去臭通神明。

◎肉桂

肉桂温辛热止烦,心疼头痛鼻齆删^⑩,温中发汗除寒热,霍乱筋挛咳嗽餐,逐冷堕胎通血脉,能坚骨节利腰难,若逢薄者行肩臂,肢节酸疼积带丹。

颜注:得人参、麦冬、大黄、甘草、黄芩能调中益气,得柴胡、紫石英、熟地黄能疗吐逆,凡使须去粗皮,紫色厚者益佳,今只有桂草,原无桂心,用桂草煮丹杨木皮,遂成桂心,须捣碎用之,忌生葱。

归补注:辛热有微毒,益火善消阴,脾虚不能食,肝热乘太深,心腹寒热疾,霍乱疗古瘄^⑪,虚寒痘无晕,腰疼皆堪任。

◎桂枝

桂枝性温辣甘浮,攻散风寒汗自收,一样嫩枝名柳枝,上焦有热不停留。

颜注:其气薄则上行而发表,不知汗因风致,用此邪无所容,忌生葱。

归补注:味辛温无毒,止烦汗有功,温经通血脉,痰凝疗痫风。

◎诃子

诃子味苦性儿温,逐冷破痰破嗽频,开胃涩肠消食胀,肠风痔漏带崩神。

颜注:凡用时,先于酒内浸透,用面裹煨,去核研碎用之。

归补注:味苦性微温,入肺敛出声,能止赤白痢,涩肠气自清。

◎山楂

山楂酸温善消肉,儿枕血滞疗癖症,脾虚犹恐伐生气,若无食积反加增。

颜注:此药专主消食,心腹胀满不食尤宜,有制参芪之功。

归补注:味酸甘微温,行气兼化痰,大能松痘毒,克脾消食疳。

◎大黄

大黄味苦性寒沉,用走周身不暂停,荡涤胃肠开结热,调中破积去瘕癥,安和五脏消痰实,下瘀除寒血闭疼,利大小肠通燥结,诸疮痛肿服之灵。

颜注:得芍药、黄芩、牡蛎、细辛、茯苓疗惊恚怒,心下悸气。同硝石、紫石英、桃仁疗女子闭经。黄芩为之使,无所畏也。

归补注:味苦性大寒,除瘀当自行,土郁无壅滞,霍乱定太平,荡涤开肠胃,调中化满盈,酒浸能宽胸,醋炒疗肝盛。

◎滑石

滑石甘寒白者佳,通淋止泻实堪夸,乳难积聚多烦渴,湿热吞之效不差。

颜注:石韦为之使,恶青色,白者佳,凡使用水飞过,方可服。

归补注:性寒味甘淡,清暑止消渴,益精通九窍⑫,六腑津液达。

◎木香

木香辛苦性温良,下气宽胸治疟方,止痢健脾消蛊毒,更除冷气入膀胱。

颜注:色青看是木香,神曲裹煨,用之能止泻,体枯味辣,黏牙为佳。

归补注:辛温开滞气,上下便相通,痰食与气壅,磨汁入药中,止泻能解郁,杀鬼见气雄,调入温补剂,煎服有大功。

◎肉豆蔻

肉蔻辛温久泻灵,补中和气又消膨,清痰化食开胸胃,霍乱心疼冷气行。

颜注:此药能止久泻灵,凡使用面裹煨去油,勿犯铁器。

归补注:味辛温无毒,和胃健脾灵,虚呕并冷泻,腹疼服自宁。

◎木通

木通味甘苦性寒,能医热闭便不通,小肠热积不能散,行气利水有大功。

颜注:专除小便热闭不通,又与琥珀同功。

归补注:性寒味甘平,行气利小便,利水通心窍,腹疼能疗痉。

◎连翘

连翘辛苦驱疮毒,消肿排脓又治淋,蛊白虫除心火散,脾经湿热必去寻。

颜注：轻扬芳芬，解热而散郁，治三焦诸经之火，疗一切血结气聚。

归补注：味苦辛无毒，专能散疮疡，能泻诸经热，除蛊杀虫良。

◎瓜蒌

瓜蒌本是吊天瓜，除热生津治渴家，并疗乳痈疽痔漏，祛瘀润肺咳尤佳。

颜注：枸杞为之使，恶干姜，畏牛膝，反乌头。止渴生津，善疗疮疡。

归补注：味苦寒无毒，消渴犹解烦，善能通月水，清肺补虚元。

◎瓜蒌仁

瓜蒌仁苦性犹寒，止嗽润肺利胸前，下气化痰兼定喘，能治肺痈夜不眠。

颜注：此药导阴火下行，止嗽润肺有功。用须炒、研去油。

归补注：苦寒能润肺，止嗽兼化痰，下气宽胸脯，定喘正可堪。

◎甘菊

甘菊甘苦辛无毒，能疗腰疼医眼酸，目泪头风祛肿痛，诸风温痹是仙丹。

颜注：散八风上注之头眩，治两目欲脱之泪出，野菊味苦，大伤胃气，白者佳。

归补注：甘平性微寒，善能清头风，痘后生翳膜，常服自明通，目肿皆泪出，止痒亦治聋，能得秋气正，久服有奇功。

◎杏仁

杏仁温苦逐风侵，润肺消痰止渴寻，消食热烦通气闭，开胸发汗出声音。

颜注：得火良，恶黄芩、黄连、葛根。凡用去皮尖炒，能止嗽润肠有功。

归补注：味甘苦性温，善能疗奔豚，气逆定喘促，肠闭所当尊。

◎桃仁（附：桃花、桃叶）

桃仁无毒苦甘平，破血通肠利月经，更去癥瘕除咳逆，散心胸满杀虫精。花添颜色医淋症，叶出尸疮虫最灵，实若食多人有热，双能散血气安宁。

颜注：桃毛主下血痕，寒热聚积，无子，带下诸疾，破坚闭乱取毛用之。抛蠹杀鬼邪，恶不祥，食桃树虫也。叶味苦辛，平无毒，主除尸虫，出疮中虫，胶冻之主饱中不饥，能忍风寒，实味酸，多食令人有热，凡用须去皮尖麸炒。

归补注:味苦辛无毒,导水破石淋,生新除瘀血,通肠利月经。

◎羚羊角

羚羊角味苦咸寒,明目安心清肺肝,寒热时行风毒痢,又通食噎辟邪干。

颜注:木畜,角专入肝,一切肝病悉安,凡所用亦有山羊角,其山羊角,长有二十四节,内有天生木胎,此角有神力,可抵千牛之力也,入药中用之,若更研万匝了用之更妙,免刮人肠也。

归补注:咸苦平无毒,善能消翳障,惊狂与魔寐,服之见吉祥,伤寒时热病,食噎皆堪尝,气瘰能自散,舒肝可称良。

◎象牙

象牙生主利溲难,烧末能教遗溺安,磨屑敷疮除肉刺,祛劳劫热止惊痫,胸前横骨消浮水,皮可煎膏疮灭瘢,胆用涂疮医目疾,肉灰和油秃疮删。

颜注:齿能治小儿惊痫,挫为末,炙黄饮下。

归补注:味淡咸无毒,生肌能治疮,目中有天花,磨汁点之良。

◎枳壳

枳壳微寒苦又酸,消痰止嗽胸膈宽,除风麻痹攻坚积,逐水安胎利窍关。

颜注:此药能破大肠之滞气,热盛者当用之时,须去瓤,令麸炒熟。

归补注:酸苦寒无毒,消痞又化痰,腹中有宿食,消积味同甘。

◎枳实

枳实寒酸苦破痞,除胸痰癖痢安宁,更除风在皮肤痒,消痞除膨逐水停。

颜注:此药能宽胸,下小肠之热,其功速于枳壳,去瓤麸炒用之。

归补注:苦酸性微寒,破结逐水停,能消胸前痞,化痰气自宁。

◎元参

元参咸苦寒无毒,最泻无根火[13]上冲,喉痹颈中心腹疼,更除瘟虐血瘕通,风寒身热狂邪病,腹疼坚症用此攻,补肾明眸兼下水,止烦解渴有神功。

颜注:此药治中空氤氲之气,无根之火,乃为圣药,恶黄芪、干姜、大枣、山茱萸,反藜芦,使用时,勿令铜器饵之后噎,入喉丧人目,小心用之。

归补注:味咸苦微寒,痈肿餐可消,补肾又明目,善能清三焦。

◎麦冬

麦冬味甘寒清肺,消谷调中止渴烦,止呕保神通经络,劳伤客热是仙丹。

颜注:色白气凉清肺,地黄车前为之使,恶冬花,畏苦参,凡用去心,不令人烦。

归补注:味甘平微寒,生津兼止烦,益阴润肺气,专清水之源。

◎荆芥

荆芥辛温疗众风,伤寒头痛汗奇功,治筋舒脾兼除瘀,瘰疬痈疽鼠瘘攻。

颜注:此药专治血中之风,彻上彻下,产后血晕,昏不知人,痘疹血热毒盛,宜用穗,能散血中之热,又通肝气,能行血疗风,最忌鱼蟹河豚,犯之为祸甚烈。

归补注:味辛苦微温,疏肝又散风,能退上焦火,疗血用此攻。

◎薄荷

薄荷温性⑭化痰凝,发汗清头目痛灵,化气宽膨消宿食,止惊风热却痨蒸。

颜注:清利六阳之会首,祛除诸热之风邪。

归补注:辛温消风热,痈肿自相从,外感本不易,用之可懵懂。

◎贝母

贝母苦辛平散郁,生津止汗通喉窒,伤寒烦热恶风寒,降火消痰清肺疾,热嗽眸眩与项强,疝瘕淋漓皆清吉,风蒸中满疗金疮,更豁腹心中结实。

颜注:厚朴、白薇为之使,恶桃仁,畏秦艽,反乌头。

归补注:味辛苦平寒,宽胸散郁灵,导热能下行,化痰气自宁。

◎南星

南星辛苦逐痰风,定喘消痈利胸中,散血堕胎除冷嗽,蛇虫伤积皆当攻。

颜注:黄柏引之则下行,防风使之则不麻,畏附子、生姜、干姜。

归补注:味苦辛有毒,除痰疗木麻,下气破坚积,消肿亦堪垮。

◎胆南星

胆星辛苦镇惊痫,破坚消肿治风痰,宽胸利膈疗痛痹,仍借胆汁除邪堪。

育婴集

颜注：此药用黄牛胆装，过九遍者乃佳，恶生姜，因以姜炒薄其性。风痰脑痛止怔忡，散血堕胎消痈肿。

归补注：味苦辛有毒，驱痰能除风，宽气利胸膈，破坚仍当攻。

◎乳香

乳香辛暖消风毒，霍乱中风除疼速，水肿痈疮瘾疹良，催生止泻皆宜服。

颜注：辟恶除邪，补精益肾，治诸疮，攻血气，合木瓜同服名为展金丹，用去油。

归补注：辛温调血气，痘毒宜追寻，活血兼止痛，筋彻⑮毒不侵。

◎没药

没药苦平破血宜，诸疮止痛总为奇，腹心筋骨疼皆用，目翳金疮必要施。

颜注：破血止痛，为产后之要药，推陈致新，善理肉伤最良。

归补注：味苦平无毒，能医痘后痈，破血兼理气，止疼疗疮脓。

◎鹿茸（附：鹿骨）

鹿茸甘暖生精血，崩漏石淋兼梦泄，痈肿四肢腰脊痛，虚劳如疟骨中热，骨能下气与安胎，杀鬼邪侵精物绝，角咸无毒主恶疮，腰疼脊痛疗折伤。

颜注：此药能养精益血，气血兼补，纯阳而含生气，补阴而和腠理，阴虚火炽禁用。

归补注：气温味甘咸，益气补虚劳，痘白不起胀，服之似手挠，善能行气血，排脓功最高。鹿骨能安胎，杀鬼如金刀。

◎牛膝

牛膝性平味苦酸，风寒湿痹膝疼安，妇人血闭癥瘕疾，男子精虚脑疼欢。

颜注：此药味厚气薄，补下入厥阴少阴，若与川芎并用，以其升降异用，能引诸药至膝利便，能疗茎中作疼，恶龟甲，畏白前。

归补注：牛膝苦辛平，引药向下行，生用逐恶血，酒蒸能增荣。

◎何首乌

首乌苦涩性甘温，头面风疮瘰疬痈，益精气血乌髭鬓，产后能驱众疾功。

265

颜注:以其涩能敛血,故疗风疮肤痒。以其温可收脱,故治久病甚强。此根形大如拳,有赤、白二种,又有雄雌之分,赤者为雄,白者雌。凡用时,以竹刀切片,米泔水浸过一宿,用黑豆拌蒸九遍,去黑豆用之。昔有老人何氏见藤夜交,遂采其根食之,白发变黑,因此故名何首乌。

归补注:苦涩温无毒,久服能延年,黑发悦颜色,益精筋骨坚,症虚无血晕,痒塌可保全,产后及带下,诸疾本应煎。

◎天麻

天麻无毒味辛平,主治诸风湿痹疼,利膝舒筋仍益气,消痈除疝定痫惊。

颜注:肝胆不足,乃急劲而生风,天麻甘和,新养肝而缓劲,眩晕者风虚内作,非此不能胜,血虚者畏其助火,用之须要慎重。

归补注:辛甘医头眩,除风疗不仁,瘫痪语不遂,惊痫效如神。

◎槟榔

槟榔辛涩善调中,下气消痰癖杀虫,逐水健脾除后重,诸风脚气积无踪。

颜注:坠诸药性如铁石,治后重验如奔马。

归补注:味辛苦微温,消谷杀三虫,逐水除痰癖,便秘最灵通。

育婴集

【注释】

①溲疏:为虎耳草科植物,味辛,寒。清热利尿,补肾截疟,解毒,接骨。主治感冒发热,小便不利,夜尿,疟疾,疥疮,骨折。本品有毒,应慎服。《本草经集注》载:"漏芦为使。"

②阳柳树:杨柳树。

③抑:本义指压、按,引申指控制、压制。

④癞疾:指恶疮、顽癣。

⑤柏实:即柏子仁,中药名。

⑥强阴:治法之一。即补阴。亦称滋补肾阴。是强壮阴精的治法。在使用补肾阴药中,酌加一些壮阳药,取阳生阴长之义。

⑦地胆：为芫青科昆虫地胆的干燥全虫。有破血祛瘀、引赤发泡功能。

⑧曲：不公正，无理。此处指无名之火。

⑨翻胃：反胃，又称"胃反"，指饮食入胃停滞不化，良久反出的病症。

⑩齆(wèng)删：齆，鼻孔堵塞而发音不清。删，应为"扇"。此指因呼吸困难而鼻翼煽动。

⑪瘖(yīn)：同"喑"。哑，哑巴。

⑫九寂：应为九窍。

⑬无根火：指阳气虚衰，阴寒内盛，虚衰之阳气失其依附，被逼迫浮越而变生火热之象。

⑭薄荷温性：《中国药典》记薄荷性味"辛、凉"。《本草纲目》："薄荷，辛能发散，凉能清利……"。此处与古今药书中记录不一致。

⑮彻：本义为撤去、撤除。这是引申指通达。

卷十二　药性门①

【注释】

①药性门：原无，据文义增加。

◎石膏

石膏性冷味甘辛,头与眉棱疼即消,止渴解肌消胃热,更清肺气与三焦。

颜注:制火邪,清肺气,仲景有白虎之名。除胃热,夺甘食,易老云大寒之剂。凡用火锻研细,甘草水飞亦可,鸡蛋为之使,恶莽草。

归补注:味酸辛淡寒,降胃火消痰,味淡辛主散,肺热清亦甘。

◎知母

知母苦寒清胃热,能润心肺及劳蒸,滋阴泻火消浮肿,久虐伤寒渴嗽宁。

颜注:此药专入肺经,清胃热于上行,上行用酒炒,下降用盐制。勿犯铁器。

归补注:苦寒滋肺阴,补肾清下焦,善泻无根火,潮热疗骨蒸。

◎泽泻

泽泻咸寒止泄精,乳难消渴有芳名,通淋逐水并除泻,久服令人眼病生。实味甘驱风湿痹,强阳益肾口干灵。叶咸无毒能下乳,难产吞之不久停。

颜注:味咸入肾,六味用此能驱渴闭,古人用补兼泻,邪去补愈得力。肾水实出高源,能上引肺气,有如水闭口渴,热在上焦气分便宜泽泻茯苓,滋水上源清肺,有如口不渴者,热在下焦血分,宜用知柏滋下,使上下不得混举,今人既用泽泻,谓此专治水闭。

归补注:甘咸生肾水,止烦除阴汗,淋涩称仙药,湿肿为灵丹。

◎大麦芽

大麦酸温五谷先,调中益气渴宜煎,浸为麦芽宽胸膈,破积消痰霍乱痊,下气宽肠拯产厄,上焦有瘀即时蠲。

颜注:消食健脾,生蜜为之使。

归补注:甘温主消渴,健脾消食良,益气又调中,膨胀更堪尝。

◎神曲

神曲甘温破结症,健脾暖胃补虚灵,调中止泻仍除癖,化食消痰气自宁。

颜注:此药能开胃气,消宿食,暖胃健脾。凡造神曲唯六月作者最佳,陈久者良,炒热用之。凡六畜食米谷,腹胀欲死者,煮曲汁灌之立消。

归补注:气温味甘香,开胃能通肠。霍乱痰气逆,腹满更堪尝。

◎冰片

冰片辛温九窍通,其香通顶散惊风,清心散热攻喉痹,明目除疳治耳聋。

颜注:出婆律国①,形似白松脂,明色者善。

归补注:味辛温无毒,明目犹清头,散风兼除热,化痰疗咽喉。

◎辰砂

辰砂甘冷即朱砂,止渴除烦效可夸,益气益精通血脉,安魂定魄镇心家,魅邪崇鬼皆能杀,疥瘰诸疮不见疤,中毒腹疼吞即解,清肝明目入心家。

颜注:此物镇养心神,炼服为祸实深。恶磁石,畏酸水。凡用飞过方可。

归补注:甘寒除烦满,久服可轻身,驱鬼疗狂言,消渴镇心身。

◎麝香

麝香辛暖蚀疮脓,截虐除惊又杀虫,中恶腹心痛蛊毒,坠胎难产窍关通。

颜注:吐蚘阳虚阴乘,不宜用此,亦治果积。酒渴遇麝则坏。

归补注:味辛温无毒,辟恶杀鬼精,芳烈通关窍,截虐疗痫惊。

◎牛黄

牛黄平苦主惊痫,治疫除邪利产难,寒热癫狂风口禁,小儿百病是仙丹。

育婴集

270

颜注:人参为之使,同丹皮、菖蒲能明目,恶龙骨、地黄、龙胆草,畏牛膝、干膝。

归补注:味苦平无毒,消痰疗痫惊,发狂并谵语,清心可自平。

◎ 人牙

人牙平兮除蛊气,更除虐伏并除劳,乳痈肿毒酥调贴,发症之时用火烧。

颜注:齿牙温和,黑虫②研涂,可出箭头。

归补注:人牙甘淡咸,痈肿皆可消,痘犯灰白陷,加麝可速调。

◎ 龙胆草

龙胆苦寒诛蛊毒,亦堪止痢杀疳虫,益肝明目除惊惕,治疸驱蒸奏大功。

颜注:贯众为之使,恶蜀葵、地黄,忌铁皿,生用乃下降,酒炒上行。

归补注:味苦清肝胆,亦能止蛔虫,虫得苦则安,除热有神功,且忌空心服,犯之溺无终。

◎ 黄芩

黄芩苦寒枯飘者,泻肺除风热在肌,坚者大肠清热用,安胎止痢腹疼施,恶疮疽痈兼黄疸,血闭能通逐水宜,牡蛎牡蒙③和五味,二般同饮子堪期。

颜注:恶葱实。畏丹砂、牡丹皮、藜芦,酒炒宜。胆汁使之入肝,亦能清郁。

归补注:味苦寒无毒,止痢清膀胱,枯能泻肺火,消痰亦堪尝,坚实泻大肠,养阴并退伤,留热于肌表,除风疗湿良。

◎ 五味子

五味子温酸益气,除烦敛气止喉干,和中益气兼羸瘦,咳逆劳伤服之安。

颜注:苁蓉为之使,恶葳蕤。肺性喜敛恶寒,此遂脏性之药,此味敛其浮火,一切久嗽肺疴。

归补注:酸温滋肾水,收敛益肺金,生津犹止渴,虚劳能强阴。

◎ 薏苡仁

薏苡甘寒治湿风,能伸筋急下三虫,利肠消水兼消食,马援曾收蛊肿功。

颜注:紫芝为之使,恶甘逐引药下行,达足气缓,倍用方效,干湿脚气皆治,为其下入甚捷,孕妇勿服。

归补注:甘和健脾胃,除湿筋纵收,热盛筋则缩,养元自当投。

◎**山药**

山药甘温平益脾,虚羸劳嗽服之宜,补中益气除烦热,腰痛头风任所施。

颜注:茯苓为之使,恶甘遂,与茯苓同用,炒能补肾。一切虚症必需,但性缓力微须倍用。

归补注:生凉,熟则温,味甘补脾阴,色白能调肺,补土兼生金。

◎**鸡冠血**

鸡冠顶上血性平,大能起痘易成脓,黄酒掺入宜温服,数刻片时起活松。

颜注:鸡冠血能通乳汁,用黄酒冲服,如涌泉不时自流。

归补注:冠血性温平,治痘有神功,和酒调浆服,清高属巽风。

◎**桑虫**④

桑虫甘温助阴阳,体虚之儿食最良,寒热能除血积散,排脓善能医痘疮。

颜注:此虫善能发痘,取其至灵之气,痘或遂出遂没,服之或炙黄任其自食亦可。

归补注:桑虫味甘香,发痘善催浆,大能补气血,色白更堪尝。

◎**糯米**

糯米甘温入脾乡,和血益气仍调浆,温胃能制紫草寒,健脾除湿功效良。

颜注:此药温脾胃之中气,制紫草之余寒。

归补注:甘温益真气,和胃能健脾,补虚兼养胃,调中皆能医。

◎**大枣**

大枣甘温和胃脾,心悬肠辟并能医,润心肺又生津液,助十二经百药宜。

颜注:此药能生虫损齿,不可无故频食,齐时有仙人仲思得此枣,因以名。

归补注:味甘温无毒,养脾又生津,大能和胃气,助脉兼强神。

◎**芒硝**

芒硝苦寒须飞过,留血停痰用此攻,大小便癃经水闭,五淋积聚见神通。

颜注:石韦为之使,恶麦芽毛姜⑤,咸能软坚,故号曰芒硝。

归补注:味辛苦大寒,除热能软坚,质清性味缓,停食入汤煎,燥结津液枯,阳虚如火燃,阴极类阳症,误投祸踵旋。

◎元明粉

元明粉炼火硝成,辛冷开痰点眼明,破积除烦驱宿垢,心胸膈上热能清。

颜注:能除膈上虚热,性寒无毒,善能消肿。

归补注:辛甘冷无毒,破结又除烦,明目兼退翳,消肿解毒餐。

◎雄黄

雄黄温毒苦而甘,化蛊追虫用此餐⑥,鼠瘘恶疮疽痔等,鼻中息肉力能堪,绝筋破骨皆痊续,积聚癥瘕服之芟,杀却疥虫蛇虺毒,妊娠佩戴转生男⑦。

颜注:毒解藜芦,悦泽人面,炼食之得铜可作金,一名黄云石,生武期山谷。

归补注:味苦甘温平,生肌疗疥虫,消痈疗积聚,腹疼亦能通。

◎黄精

黄精味甘平无毒,久服除风湿痹身,益气补中安五脏,勿将钩吻⑧误伤人。

颜注:凡采得以溪水洗净,九蒸切薄晒干用,黄精类似钩吻,误食杀人。

归补注:味甘平无毒,益气能调中,补脾安五脏,久服疗湿风。

◎石菖蒲

菖蒲辛味平无毒,一寸上成九节良,能出声音聪耳目,开心通窍治痈疮,风寒湿痹兼儿疟,积热浑身可作汤,止便利兮除咳逆,又温肠胃任君尝。

颜注:秦皮、秦艽为之使,忌羊肉,恶地胆、麻黄,生用凉血消肿,今人妄用破瘀。

归补注:味辛气温平,失血治热烦,明目入声音,助脾血归源。

◎天门冬

天冬甘苦性寒平,泻火消痰肺气宁,通肾补虚利小便,养肌除痹遍身疼。

颜注:地黄垣衣为之使,恶曾青⑨,忌食鱼,去心用。

归补注:味苦甘微寒,入肾能助元,治嗽称神剂,清肺除虚烦。

◎独活

独活微温甘又苦,金疮止痛有神功,奔豚痫痓兼癥疝,百节风痛用此通。

颜注:细辛为之使,善入血分,舒筋活络。

归补注:苦甘微温,风眩项难伸,湿痹足无用,疗痿效如神。

◎车前子

车前性冷味甘咸,主疗风癃止痛酣,分理阴阳除泄泻,通淋利水力能堪,强阴养肺伤中用,难产之时必要餤,祛湿益精疗赤眼,金疮鼻衄叶可贪。

颜注:主治气热癃闭,止痛利水。

归补注:甘咸寒无毒,除湿利水宜,淋利不欲食,益精任君施。

◎远志

远志苦温除咳逆,能宽膈气定心惊,叶名小草尤堪用,益气能收梦泄精。

颜注:同茯苓、冬葵子、龙骨更良,能杀天雄、附子之毒,畏珍珠、藜芦,凡用去心。

归补注:味苦温无毒,补阴主遗精,益智心惊悸,耳聪目又明。

◎白蒺藜

白蒺藜寒辛又苦,能攻头痛治风疮,乳难肺痿兼喉痹,破血消癥肺嗽伤。

颜注:乌头为之使,凡使用酒炒,杵去刺,能止泪除风。

归補注:苦辛寒无毒,善能治目红,破癥消积聚,还驱肝家风。

◎草决明

草决明味甘咸苦,其性微寒泻热肝,盲目淫肤红白膜,时行赤疼服之安。

颜注:黄芪为之使,恶火麻仁,善除翳障,炒研碎用。

归补注:苦寒甘无毒,消翳疗赤膜,除风兼止泪,益精建功殊。

◎丹参

丹参寒苦治肠鸣,能扫风邪脚痹疼,养血止烦兼益气,又消积聚破瘕癥。

颜注:畏咸水,反藜芦,与四物同功,能生新血,除瘀血。

归补注:味苦寒无毒,破癥消积通,益气兼养血,脚痹当除风。

育婴集

◎沙参

沙参寒苦攻寒热,益气除惊更补中,胃痹^⑩头疼心腹痛,又消血积去浮风。

颜注:恶防己,反藜芦,宜肺补阴。

归补注:味苦寒无毒,补阴有神功,清热益肺气,攻与人参同。

◎良姜

良姜性热苦辛,暴冷冲心痛可吞,霍乱顿除寒呕止,冷侵脚痹即时伸。

颜注:性温无毒,能医心脾之冷痛,若有热症,误投愈剧。子名红蔻。

归补注:味苦辛大热善治心脾寒,霍乱兼腹痛暴冷服之安。

◎三棱

三棱味苦平无毒,老癖癥瘕建大功,消积通经兼下乳,胀疼结块去无踪。

颜注:佐参、芍、地黄,克削兼补,然后无弊,盖诸积癖症,由气虚不能运化,所以积聚,心脾气旺,以渐消制,迫其平复,当养正除邪,五积用参,乃东垣深意。

归补注:味苦平无毒,破结兼消癥,胀疼与结块,调血最可称。

◎青黛

青黛咸寒最洗肝,能收五脏火仙丹,惊痫发热儿疳用,时气头疼退热寒,解药毒兮消宿食,水磨敷上热疮安,金疮下血消疮肿,蛇犬伤人治不难。

颜注:能解诸药之毒,乃染缸上花沫,青黛即靛花是也。

归补注:色青能凉木,味甘主清脾,惊痫发热用,诸疼伤寒宜。

◎莪术

莪术味苦辛而温,消瘀调经腹疼吞,冷气吐酸停食积,又除霍乱止奔豚。

颜注:达窍利气,脾虚禁忌,凡使用醋制去皮用之。

归补注:苦辛温无毒,消食酒同餐,调经能消瘀,除霍疗奔豚。

◎郁金

郁金味辛苦无毒,冷胀疼须醋磨服,止血凉血破血淋,金疮若用生肌肉。

颜注:郁金胜似姜黄,能行经下气,须用醋炒。

归补注:辛苦寒无毒,调气行瘀灵,吐衄不可缺,善治喉中腥。

◎芦荟

芦荟苦寒除颈癣,目昏痔漏杀疳虫,热风烦闷惊痫用,疮痒仍除齿䘌空。

颜注:此药是胡人杀得白象,取胆晒干,入汉中是也⑪。能除癫痫疗风杀虫。

归补注:味苦寒无毒,除痫疗惊风。明目利胸膈,治疳杀三虫⑫。

◎使君子

使君子味甘温性,小儿诸疳用最灵,止泻杀虫仍止痢,便如白浊也能清。

颜注:形如栀子,棱瓣深而两头尖,郭使君疗小儿积聚独用此物,后来医家因号为使君子也。

归补注:味甘温无毒,主治小儿疳,便白似浊症,杀虫止泻安。

育婴集

◎白蔻

白蔻辛温能下气,上焦气冷补还元,健脾消积和反胃,肺气流通目翳痊。

颜注:此物结实不开花,子作孕,如葡萄之子,初出色青,熟则变白,去皮用之。

归补注:味辛温无毒,止吐又除呕,暖胃消谷食,下气性最殊。

◎射干

射干平苦通喉痹,实热能清痰核施,破壁通经兼下气,善能逐血在心脾。

颜注:凡使用米泔水浸一宿,晒干用之。

归补注:味苦温有毒,除热能消痰,散结治腹疼,喉痹正宜堪。

◎常山

常山辛苦寒除水,吐疟搜痰大有功,寒热瘿瘤兼鬼毒,蛊膨水胀亦能通。

颜注:畏王瓜,凡使茎叶,夏秋冬用时,以酒浸一宿,炒用,老人久病者勿服。

归补注:味苦辛有毒,伤寒除痰痹,温疟兼吐逆,消膨有大功。

◎二丑

二丑苦寒除咳嗽,走肾消脾脚肿疼,下气落胎兼利便,除风蛊毒胀安宁。

颜注:虽能泄下如水,毕竟易增元虚,炒熟用。

归补注:味苦寒无毒,下气疗水肿,除风兼利便,堕胎能散痈。

◎山豆根

山豆根寒苦杀虫,急黄热嗽有神功,咽喉肿疼含津咽,能解诸药痔疮痈。

颜注:治咽喉肿疼咳嗽杀虫,能解诸药之毒。

归补注:味甘寒无毒,解毒兼杀虫,止疼消疮肿,清热益喉风。

◎木贼

木贼苦甘能发汗,益肝去翳明目看,肠风痔痢积坚除,女子带崩经不断。

颜注:退翳膜益肝胆,同禹余粮、当归、川芎,能治崩中赤白带下。

归补注:味甘苦无毒,明目疗肠风,除翳医肝胆,消积自相通。

◎蒲公英

蒲公英草味甘平,治乳痈疔肿易宁,触水刺伤敷即出,散痰结热滞皆行。

颜注:清热败毒,开痰消滞,四五月采取黄花,独根者佳。

归补注:味甘平无毒,清热善消痈,红肿食自散,解毒用此攻。

◎谷精草

谷精辛味温无毒,疗齿咽喉去痛风,更治诸般疮疥痒,目翳遮睛饮有功。

颜注:此药花白而小,似星星之状,能明目退翳。

归补注:味辛温无毒,专能治喉风,明目退云翳,止痒杀三虫。

◎夏枯草

夏枯草味苦辛寒,鼠瘘头疮瘿作团,明目破癥除脚气,能消湿痹又滋肝。

颜注:专治目珠夜疼不已,活肝散结,散治鼠疮。

归补注:辛苦散结热,瘰疬不可缺,滋肝疗目痛,糖水浸自啜。

◎山慈菇

山慈菇是鬼灯擎,花即金灯湿地生,痈肿瘘疮瘰疬核,毒消万病醋磨灵。

颜注:甘苦有毒,主消痈肿、瘰疬结核等症。

归补注:味甘有小毒,治瘰疬善消痈,调诸疮用醋服之最灵通。

◎灯心

灯心寒性专清心,水煮汤吞治五淋,喉痹儿啼烧灰用,破伤涎嚼贴如金。

颜注:茎圆细而长直,生江南,善治五淋,若同麦冬、甘草,能引火下降。

归补注:质轻味甘淡,专能入小肠,导上兼渗下,其力独逞强。

◎茯神

茯神止渴定惊慌,能补虚劳辟不祥,益志开心魂魄守,风痰恚怒健忘良。

颜注:马蔺为之使,同甘草、防风、芍药、麦冬、紫石英其疗五脏。恶密蒙、地榆、白蔹、雄黄、鳖甲、秦艽。中有黄木,大能损目,去之。

归补注:味甘稍淡渗,质重补脾阴,利水通膀胱,补阴益肺金。

◎琥珀

琥珀甘平杀鬼神,安魂定魄破坚症,燥脾土又清心肺,明目通淋逐瘀凝。

颜注:用炒利水安魄功甚,茯苓有差。

归补注:味甘平无毒,破坚疗淋通,除邪定魂魄,消瘀用此功。

◎酸枣仁

酸枣仁平去痹灵,补中止渴疗脐疼,宁心益胆除渴烦,引血归脾得睡宁。

颜注:恶防己。主治烦心不得眠,宜用熟;直睡不醒,宜用生。

归补注:味酸平无毒,补中又益肝,热结邪气聚,止烦疗虚汗。

◎蔓荆子

蔓荆辛苦治头风,筋骨间寒热可攻,去痹治牙明眼目,长须利窍杀诸虫。

颜注:恶乌头、石膏,凡使用酒浸炒,善疗头风,除湿痹拘挛。

归补注:辛苦温无毒,利窍去蛔虫,头痛并脑鸣,目疼兼除风。

◎竹茹

竹茹寒性止虚烦,止呕仍通噎膈关,血衄崩除筋急溢,伤寒劳复肺痿丹。

颜注:疗口疮,治目痛,止泻利水,益气能食。

归补注:味苦平微寒,清胃止虚烦,痰热咳气逆,呕吐正宜吞。

◎山茱萸

茱萸无毒味酸平,补肾强阴又固精,头面风除癥疝破,调经遂痹杀虫灵。

颜注:酸润专入肝胆,故治口苦、舌干,蓼实为之使,恶桔梗、防风、防己,用酒蒸去核。

归补注:咸平温无毒,温中兼逐寒,敛水生津液,肾坚腰自安。

◎猪苓

猪苓无毒苦甘平,行水消浮口渴宁,中暑伤寒湿疟用,更除湿热暴遗精。

颜注:专治疟疾,能于阳中降阴,人苦未尝读书,凡用去皮。

归补注:甘苦平无毒,利便治疟良,除湿兼体满,利水气味长。

◎元肉

元肉甘平无有毒,归脾益智宁心腹,除虫去毒逐虚邪,久服强魂聪耳目。

颜注:此物亦名益智,入心、脾二经,甘能作胀,膈满等病勿用。

归补注:味甘平无毒,补脾杀三虫,定志安五脏,生津有大功。

◎天竺黄

天竺甘寒竹内黄,镇心明目疗金疮,儿惊天吊痰风热,止血仍滋五脏良。

颜注:此泻心火炽甚,本与竹沥同功,出南海大竹之津结成,及竹内黄粉有节者佳。

归补注:味甘寒无毒,清心兼除风,小儿惊痫发,豁痰有神功。

◎巴豆

巴豆熟寒生用热,味辛有毒宜肠结,烂胎逐水及消痰,鬼疰伤寒温疟绝,恶肉能祛内毒除,利经水道排脓血,又消积聚破癥瘕,脏腑邪侵皆荡彻。

颜注:荡涤一切积滞,芫花为之使,恶大黄、黄连、藜芦。

归补注:巴豆味辛温,生温熟性寒,伤寒除温疟,破坚是仙丹,利水通闭塞,驱鬼诸虫安,消肿疗经闭,大腹胀能宽。

◎益智仁

益智仁辛温补漏精,便多余沥服之灵,养神益气三焦净,呕吐仍调诸气宁。

颜注:山药为之使,能补脾胃之虚,凡使炒去皮用,按《山海经》云,生昆仑。

归补注:味辛温无毒,益气能安神,温脾调诸气,遗精止便频。

◎钩藤

钩藤无毒味甘平,似钩形故得名,专治小儿风瘛疭,更攻寒忤卒痫惊。

颜注:祛肝风而不燥,水煎服若不效,决明为之使。

归补注:味甘平无毒,祛肝兼除风,天吊并瘛疭,惊痫有奇功。

◎血余

乱发烧灰名血余,去风消瘀疗痈疽,产难便溺诸淋病,鼻衄惊痫取效殊。

颜注:先用皂角水洗净烧灰,胎发尤佳,鼻衄不止者,吹入鼻中即止,如子出痘,经水不止,用酒调服,或吐红便血,服之皆效。

归补注:血余性微泻,咳逆疗五淋,善能治儿痫,失血兼养阴。

◎天灵盖

天灵盖骨味咸平,主治传尸病[13]骨蒸,久瘵虚劳寒热用,酥涂炙焦药方灵。

颜注:此死人项骨十字解者,酥炙研细,酒饮和服,合诸药为散,用之亦可。

归补注:味咸辛无毒,善医传尸劳,久病除瘴疟,痊鬼见气豪。

◎人中黄

人中黄寒解毒良,热狂病绞汁来当,骨蒸劳气烧灰服,用醋敷疗涂恶疮。

颜注:性大寒,纳甘草于竹筒,塞孔浸粪缸中,二三月取出,洗净系风处阴干,用甘草。

归补注:入胃清痰火,消积安五脏,天行厉疫气,诸疮皆可望,痘犯紫黑陷,非此不能胀。

◎龙骨

龙骨甘寒敛疮疡,肠痈阴蚀有神功,止精血汗安心志,燥湿除蒸疗痢红,齿痛惊痫癫狂症,心中气结蛊皆通,头疼身热如火炉,热泄中坚瘕疝风。

颜注:同人参、牛黄服之愈良,善治梦寐泄精,小便泄精,微寒。

归补注:甘辛寒无毒,溺血养心神,遗精疗惊痫,止汗亦当遵,破坚治善忘,烦满气自匀,收敛能涩胀,固精辟邪神。

◎ **阿胶**

阿胶无毒味甘平,益肺虚劳喘嗽宁,止血安胎医久痢,四肢酸痛女崩灵。

颜注:专入水脏,治热瘀腹疼,皆可啜,蛤粉炒用,畏大黄。

归补注:味甘温无毒,止嗽能益金,补虚尤安胎,治痿强骨阴。

◎ **鸡卵**

鸡卵安胎退热宗,祛痰益气淡餐同,蜡煎治痢风宜酒,生啖开喉音有功,白用醋和通血瘀,蜜擦目赤热痹攻,漆疮头癞黄宜用,久咳吞衣不见踪。

颜注:鸡蛋除热火疮,痫痉可作白虎神物,白皮主治久咳,逐结气,同麻黄、紫菀和服立愈。

归补注:味甘平微寒,清热兼止烦,产难胞不出,醋津可速吞。

◎ **雀卵**

雀卵阴痿食可强,脑聪聋耳肉兴阳,两尖雄屎涂痈疖,目翳瘢痕齿痛良。

颜注:脑主耳聋,头血主雀盲,雄雀屎可止牙痛,两头有尖者乃雄屎也。

归补注:味酸温无毒,兴阳扶阴痿,通经疗痈疖,种子分外奇。

◎ **珍珠**

珍珠安心定惊风,敷面令人好颜容,粉点目下磨翳障,绵里塞耳可除聋。

颜注:味甘咸而寒,感月而胎,水精所孕,乳浸研粉用,用火煅亦妙。

归补注:甘咸定魂魄,祛痰疗惊风,拔毒治痘疔,退翳除目红。

◎ **龟板**

龟板咸甘平破癥,补阴除漏治劳蒸,小儿合囟头疮好,痎疟能除五痔平,阴蚀愈仍舒湿痹,伤寒劳复洗之轻。

颜注:此物阴中至阴,底甲又属纯阴,厚浊而入肾脏,腹甲用入补心,此则静能制动,至于潮热盗汗,痉挛腰腿痿痛,久疟血枯遗精,味厚纯阴,寒养肾精,凡用醋制研细,不尔变瘕气⑭,切恶沙参。

归补注:味咸甘有毒,滋阴破瘕癥,益肾理阴虚,治劳除骨蒸。

◎鳖甲

鳖甲咸平破血瘕,主除劳热止崩夸,堕胎去痞除阴蚀,儿胁坚消痔没疤,胸善补中兼益气,阴虚之华食之佳,头须烧过灰存性,脱肛涂之效可嘉。

颜注:其色青,单入肝,故治寒热癥痃疟痨,惊痫阴疮,皆主厥阴,血边,其阴中之阳药,阴虚水衰之人,暑邪中人,分明气虚中焦,不治邪结,疟久陷深,此味益阴除热,消散疟疾要品,恶沙参。

归补注:味咸平无毒,破积除坚癥,去痞疗阴蚀,驱疟任加增。

◎蜘蛛

蜘蛛能吸蜈蚣毒,捣汁涂蛇蝎螫伤,溃疝奚疳烧熟服,背疔杵醋和汁良,若还鼠瘘流脓水,用火烧敷上即康,丝缚赘瘤应自落,喜忘取网著衣裳。

颜注:腹内有黄脓者佳,五色者不堪用,善治小儿口疮。

归补注:气寒有微毒,蝎螫涂自宁,鼠瘘兼肿核,敷之效最灵。

◎蚯蚓

蚯蚓咸寒白项良,伤寒谵语与猖狂,小肠闭结皆吞汁,蛊毒逢之浸酒当,黄疸肾气兼脚气,蛇瘕蛔等服之康,粪封悍犬伤人毒,治痢消丹并吉祥。

颜注:咸寒无毒,痘疹血热用之,能疗闭结,凡用去泥研末服之。

归补注:味咸寒无毒,驱蛊杀三虫,伤寒疗热狂,凉血解毒通。

◎全蝎

全蝎甘辛治中风,半身不遂有神功,祛涎安肾除惊搐,扫疹仍能透耳聋。

颜注:乃治风之药,辛温走散效多,去毒用。

归补注:味甘辛有毒,止搐兼除风,有毒须当去,能透耳聋。

◎莲肉

莲肉甘平主涩精,醒脾益气利腰疼,石莲黑鬓清心腹,荷鼻安胎疗痢宁,叶破血兮房止血,花心益肾固精荣,藕能解热除烦渴,口鼻红来即可停。

颜注:莲子温而涩,补脾胃益大肠,安上下君相之火,叶助脾胃生发阳气,能治痘毒倒颜靥。

归补注:味甘平无毒,益气兼补中,止泻清心热,子疗产后风,藕主心脾血,生用医吐血,蕊须能固精,功与莲子同。

◎木瓜

木瓜温性能驱痹,止呕消痰兼脚气,霍乱转筋吐泻宜,入肝养肾滋脾肺。

颜注:性禀曲直酸化,故治筋病莫加[15]。

归补注:味酸温无毒,舒筋更不差,其性专止泻,下虚不可加,体干不能从,不如养肝家。

◎白扁豆

扁豆甘温助脾胃,和中下气暑宜施,益筋补泻安肠胃,霍乱须求叶食之。

颜注:诸邪伤胃应治,和中益气莫尚,又其色白入肺,补脏以治腑虚。

归补注:味甘香色黄,补脾性最良,善疗腹中泻,清暑润大肠。

◎胡荽

胡荽性温毒微寒,善止头疼热四肢,消谷更通心腹气,酒煎喷痘不须医,秃疮用子油煎贴,蛊痔皆除肉毒施。

颜注:治痘疹不出,作酒饮之立出,通心窍,久食令人多忘。

归补注:入脾气得昌,辛温亦通脾,寒束痘不出,熬水浴小儿。

◎莱菔

莱菔辛甘气亦平,温中消食去痰凝,汁除咳血医消渴,下气多餐反涩荣,子吐风痰宽喘胀,冲墙倒闭不容情。

颜注:久服涩荣卫,令人发早白。

归补注:辛甘温无毒,下气能消痰,生汁医吐血,消渴味清甘。

◎白芥

白芥辛温除冷气,子除反胃心胸利,痰生膜外面皮黄,肿毒诸痈调贴治。

颜注:归鼻上,主除肾邪气,利九窍,明耳目,芥菜合兔肉食之,令人成恶疮。

归补注:味辛温无毒,能侵膜外痰,走鼻除肾邪,宽胸嗽宜堪。

◎香薷

香薷辛味性微温,下气除烦解暑吞,霍乱调中消水肿,更清肺火以为尊。

颜注:此乃治暑之要药,火甚气虚勿啜。

归补注:香薷味辛温,医暑气乃和,夏月宜解表,热服治吐多。

◎马齿苋

马齿苋酸寒止痢,杀虫止渴除目翳,能通二便破癥瘕,风热痛疮求汁治。

颜注:散血解毒,能治恶疮,子能明目,仙经用之,凡使去叶无用。

归补注:味酸寒无毒,祛热杀诸虫,善除目中翳,止痢有神功。

育婴集

【注释】

①婆律国:即婆露国,今印度尼西亚苏门答腊岛西岸之巴鲁斯。

②黑虫:此指毒自肾出的痘疮,变黑倒靥。

③牡蒙:紫参,见于张仲景的《金匮玉函》,它是"肝脏血分"之药,"故治诸血病"。

④桑虫:《本草纲目》第三十九卷虫之一,韩保升曰,按《诗疏》云,蝎蛜,桑虫也。

⑤毛姜:即骨碎补。

⑥餤(dàn):同"啖"。吃或给人吃。

⑦妊娠佩戴转生男:此处属不科学之论,有违现代科学。

⑧钩吻:性味辛,苦,温,有毒。有破积拔毒,祛瘀止痛,杀虫止痒功效。

⑨曾青:又叫朴青、层青,天然的硫酸铜。

⑩胃痹:即胸痹。

⑪此药是胡人杀得白象,取胆晒干,入汉中是也:本记录是动物部位用药,芦荟是植物,此处可能记录错误。

⑫三虫:小儿三种常见的肠道寄生虫病,即蛔虫、姜片虫、蛲虫。

⑬传尸病:应为"传尸痨"。相当于现代医学由结核杆菌引起的慢性传染病,可累及全身多个器官,以肺结核最为常见。

⑭瘕气:腹中结块的病象。《史记·扁鹊仓公列传》曰:"右脉口气至紧小,见瘕气也。"

⑮莫加:应为"莫如"。这里意思是木瓜治疗筋病效果非常好。